AF611483

Ateliers
RENOV'LIVRES S.A.
2001

DE L'INFLUENCE

DES

ÉMANATIONS VOLCANIQUES

SUR LES ÊTRES ORGANISÉS

particulièrement étudiée à Santorin

PENDANT L'ÉRUPTION DE 1866,

6623

BIBLIOTHÈQUE IMPÉRIALE IMPR.

PAR

L. DA COROGNA

DOCTEUR EN MÉDECINE,

ANCIEN INTERNE EN MÉDECINE ET EN CHIRURGIE DES HÔPITAUX DE PARIS,
MEMBRE DE LA SOCIÉTÉ ANATOMIQUE
ET DE LA SOCIÉTÉ D'ANTHROPOLOGIE DE PARIS.

« Des observations faites avec exactitude conduisent à des conclusions également exactes. »
ZIMMERMANN. *Traité de l'Expérience.*

PARIS

ADRIEN DELAHAYE, LIBRAIRE-EDITEUR

PLACE DE L'ÉCOLE-DE-MÉDECINE

1867

T 3
C 55

DE L'INFLUENCE

DES

ÉMANATIONS VOLCANIQUES

SUR LES ÊTRES ORGANISÉS

particulièrement étudiée à Santorin

PENDANT L'ÉRUPTION DE 1866.

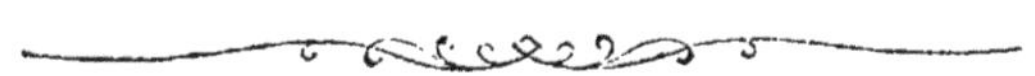

INTRODUCTION.

Ayant eu l'honneur d'être désigné par l'Académie des sciences de Paris pour faire partie de la mission scientifique chargée d'aller observer les phénomènes volcaniques qui se sont produits au commencement de l'année 1866, dans la baie de Santorin, une des îles de l'Archipel grec, j'ai profité de cette occasion pour étudier l'éruption à un point de vue spécial, qui, en ma qualité de médecin, m'intéressait particulièrement.

Je pensais *à priori*, vu la nature et la composition chimique des différentes émanations volcaniques, qu'elles ne pouvaient manquer d'avoir une certaine influence sur l'état hygiénique des lieux soumis à leur action. Aussi n'ai-je été nullement surpris d'apprendre, à peine arrivé à Santorin, que depuis le commencement de l'éruption, les conditions hygiéniques de l'île s'étaient singulièrement modifiées, et que des accidents morbides d'une nature particulière, survenus à l'improviste, étaient attribués par les médecins du pays à l'influence volcanique.

Ne voulant pas perdre une occasion si belle, et voyant devant moi un champ d'études aussi fertile que nouveau, je me suis mis immédiatement à l'utiliser de mon mieux. Ce sujet d'étude plein d'intérêt, et non encore exploré, m'a paru digne d'un sérieux examen.

Ce qu'il importe avant tout de connaître, ce sont les influences diverses produites par les émanations volcaniques sur la santé de l'homme. C'est aussi sur ce point que j'ai concentré tout d'abord mes recherches et mes observations. J'ai ensuite étudié l'action que ces mêmes émanations pouvaient avoir sur la santé des animaux et sur la végétation.

De retour à Paris, j'ai réuni dans un mémoire les observations que j'avais recueillies sur les lieux. Ce mémoire a été présenté à l'Académie (1) dans la séance du 25 juin 1866. Encouragé par l'accueil favorable fait à ce travail, j'ai poursuivi depuis, avec une nouvelle ardeur, l'étude de cette intéressante question.

Il était essentiel de savoir si, pendant les différentes éruptions qui ont eu lieu dans les régions volcaniques de notre globe, on a observé des faits analogues à ceux qui ont été constatés à Santorin à la suite de l'éruption de 1866.

(1) Voir les comptes rendus des séances de l'Académie des sciences de Paris, 25 juin 1866, p. 1381.

Or, d'après tout ce que l'histoire et la tradition nous ont conservé, il est facile de voir que la majeure partie des crises volcaniques a présenté un ensemble de faits morbides plus ou moins bien définis et qui semblent devoir être attribués à l'influence de ces éruptions.

La plupart de ces faits, disséminés et épars dans des ouvrages généraux ou dans les recueils des sociétés savantes, ont été observés par des géologues, des minéralogistes et des physiciens, parfois même par des personnes ne présentant aucune garantie scientifique. Les auteurs, quoique étrangers à la médecine, frappés par l'évidence et les caractères saillants de ces faits, ont été obligés de les enregistrer en écrivant l'histoire des phénomènes éruptifs dont ils étaient témoins. Lorsqu'on lit la relation de ces divers accidents morbides constatés dans toutes les régions du globe, et à des périodes éloignées les unes des autres, on est surpris de leur grande ressemblance. Et si l'on tient suffisamment compte de l'état de la science correspondant à ces diverses époques, et de l'absence des connaissances spéciales chez les personnes qui les ont observés, on peut affirmer qu'il y a identité parfaite dans leurs principaux caractères et qu'il n'existe d'autres différences que celles qui proviennent des conditions locales, des variations dans l'intensité de la force volcanique, ou bien de la composition physique et chimique des substances rejetées.

Le but que nous nous proposons dans ce travail, c'est de réunir tous les faits morbides que nous avons trouvés comme perdus dans les auteurs anciens ou modernes et qui nous ont paru pouvoir être rattachés plus ou moins directement à l'action des émanations volcaniques ;

réunir, disons-nous, tous ces faits, les commenter, les comparer à ceux que nous avons vus nous-même à Santorin, pendant l'éruption de 1866, chercher quelle part d'action revient à chacun des produits volcaniques et en tirer des conclusions générales, tel est le but de cette étude. Nous n'espérons pas avoir trouvé une solution parfaite à toutes les questions qui seront posées; si quelques-unes sont élucidées, nous nous estimerons très-heureux. Les faits à citer et les éléments des problèmes à résoudre sont si nombreux que, malgré tous nos efforts pour être clair, nous craignons qu'il n'y règne encore une certaine confusion.

Ce travail sera divisé en deux parties; dans la première, sous le titre de : *Considérations générales et historiques*, nous passerons en revue les principales éruptions du globe terrestre, sauf celles de Santorin, en nous attachant particulièrement à tout ce qui se rapporte à notre sujet; nous étudierons successivement, dans des chapitres séparés, les éruptions du *Vésuve*, celles de l'*Etna*, celles de l'*Islande* et enfin celles de l'*Amérique*, de l'*Afrique*, etc. Chaque chapitre comprendra deux sections, l'une sera consacrée à l'étude de l'influence des émanations volcaniques sur l'homme et sur les animaux, l'autre aura pour objet l'étude des effets exercés par ces mêmes émanations sur les végétaux. Diverses questions incidentes seront soulevées dans le cours de cet essai; nous les examinerons et discuterons en temps et lieu.

Dans la deuxième partie de ce travail seront étudiées les éruptions de Santorin au point de vue de leurs diverses influences sur les êtres organisés; nous nous étendrons naturellement davantage sur celle de 1866 que nous avons observée pendant près de trois mois. Dans cette partie seront également étudiées les principales questions médicales relatives au sujet qui nous occupe. Nous terminerons par des conclusions générales qui résumeront en quelque sorte tout ce que nous aurons traité dans cette étude.

Avant de finir ces prolégomènes, nous devons déclarer que nous n'entendons par *émanations volcaniques* que les substances gazeuses et certaines substances solides *extrêmement ténues* qui, lancées par les bouches volcaniques, se mêlent à l'air atmosphérique, l'altèrent et lui donnent des propriétés spéciales et délétères. Nous laissons par conséquent de côté toutes les autres émanations volcaniques, telles que laves, rapilli, etc. Il est évident que nous n'aurons pas à nous occuper des effets destructifs produits par les courants de lave sur la végétation des campagnes qu'ils traversent, ni de ceux qu'occasionnent les blocs incandescents ou les rapilli qui agissent d'une manière tout à fait mécanique. Nous n'étudierons donc que les effets exercés sur l'économie animale et sur la végétation par les produits gazeux des volcans et par certaines matières pulvérulentes, connues sous le nom de *cendres volcaniques*, qui, chargées de sels caustiques, agissent par action directe, surtout lorsqu'elles se mêlent à la pluie ou à la rosée : dans ce dernier cas, leur action se porte principalement sur les végétaux, ainsi que nous le verrons plus loin.

PREMIÈRE PARTIE

Considérations générales et historiques sur les principales éruptions du globe terrestre.

Les éruptions volcaniques ont de tout temps frappé l'esprit du vulgaire et excité la sagacité des savants de toutes les époques. Ces grandes manifestations de la nature sont, sans contredit, des phénomènes merveilleux, tant par leur cause que par la grandeur de leurs effets. Les ravages immenses qu'elles occasionnent parfois dans les lieux qui les avoisinent, quelquefois même dans ceux qui sont placés à une très-grande distance du centre d'activité, les ont fait regarder par les anciens comme un des fléaux les plus redoutables.

Sous la dénomination d'*éruption volcanique*, on comprend généralement l'ensemble des phénomènes que présentent les volcans actifs dans les moments où ils lancent avec violence, de l'intérieur de la terre, des matières incandescentes. Ces matières se présentent sous la forme solide, semi-liquide ou gazeuse. Les diverses espèces de laves, les rapilli ou les sables, et les cendres volcaniques, sont les principaux produits solides des volcans. Il faut dire cependant que la lave présente une certaine fluidité ignée au moment de sa sortie des bouches volcaniques. Une grande quantité de vapeurs aqueuses s'élève des cratères pendant les paroxysmes;

elles se condensent bientôt au milieu de l'atmosphère et retombent, sous forme de pluie, sur les contrées voisines. Les fluides gazéiformes qui se dégagent des volcans en éruption sont de diverse nature : les uns sont permanents, les autres condensables; la vapeur d'eau en forme la majeure partie; mais il s'y trouve en même temps des sels en sublimation ou entraînés par la vapeur aqueuse, des acides chlorhydrique, sulfureux, sulfhydrique, carbonique, etc. Tous ces éléments ne se rencontrent pas confusément dans toutes les périodes d'une éruption volcanique, ainsi que l'a démontré un savant géologue français, M. Charles Sainte-Claire Deville, qui a trouvé que l'apparition de chacune de ces substances correspond à une période déterminée de l'éruption.

La durée d'une éruption volcanique est très-variable; elle peut être de quelques heures ou de quelques jours, comme elle peut se prolonger pendant des mois ou des années. En général, les éruptions volcaniques sont intermittentes, et les intervalles qui les séparent sont aussi variables que la durée même de ces éruptions. Il y a cependant des volcans en éruption permanente : Stromboli, dans les îles Lipari, est en activité non interrompue depuis le temps d'Homère, pour le moins.

Près de cinquante éruptions ont eu lieu en Europe dans le courant du siècle dernier; mais il est probable que d'autres se sont produites sous la mer, principalement dans le voisinage de l'Islande, sans qu'on en ait eu connaissance. Depuis le commencement du siècle, le nombre de ces éruptions s'élève à une vingtaine environ. Si l'on admet que les volcans actifs de l'Europe forment le quart à peu près de ceux que l'on connaît à la surface du globe, on peut évaluer le nombre d'éruptions qui se produisent sur la terre à 2,000 environ par siècle ou 20 par année.

Les volcans ne sont pas disséminés au hasard sur la surface du globe; beaucoup plus nombreux dans l'Asie, dans l'Amérique et l'Océanie, que dans l'Europe et l'Afrique, ils ne sont isolés nulle part: partout ils forment des groupes et des régions volcaniques, plus ou moins bien délimités.

La seule région volcanique connue des anciens était celle de la Méditerranée; encore ne nous ont-ils transmis que des détails fort incomplets sur les trois groupes principaux de cette région, savoir : celui qui avoisine Naples, celui qui comprend la Sicile avec les îles qui en dépendent, et celui de l'Archipel grec. La série d'annales qui offre le plus de suite pendant une longue période, se rapporte au premier de ces groupes.

CHAPITRE PREMIER

ÉRUPTIONS DU VÉSUVE

§ I. — *Effets sur l'homme et sur les animaux.*

L'antiquité nous donne peu de lumières sur l'histoire du Vésuve. Sous l'Empire romain, le Vésuve était compté depuis des siècles au nombre des simples montagnes; on ne l'en distinguait que par son étonnante fertilité. Des savants soupçonnaient, il est vrai, qu'il avait brûlé dans des temps anciens. «Ces lieux, dit Strabon, en parlant d'Herculanum et de Pompéi, sont dominés par e mont Vésuve, entouré de riches campagnes, excepté à son sommet dont la majeure partie offre une surface complétement stérile qui a l'aspect d'un monceau de cendres. Au milieu de rochers de couleur sombre, qui semblent avoir été consumés par le feu, on aperçoit des couches crevassées. On serait tenté de croire que ces lieux ont brûlé jadis, et qu'ils renferment des cratères où l'incendie s'est éteint faute d'aliment.»

Vitruve, qui vivait vers le milieu du règne d'Auguste, dit (liv. II, chap. 6) que «d'après l'histoire, le mont Vésuve avait anciennement brûlé et couvert de ses feux tous les environs.» Diodore de Sicile, qui écrivait à la fin du règne d'Auguste et au commencement de celui de Tibère, rapporte (liv. V, chap. 21) » qu'Hercule vit le Vésuve qui à cette époque vomissait des feux comme l'Etna; il en conserve, ajoute-t-il, beaucoup de vestiges.»

L'époque d'Hercule est antérieure de près de treize siècles à l'ère chrétienne.

Le volcan, malgré ce long repos, n'était qu'endormi. Il se réveilla tout à coup par une formidable éruption qui ensevelit plusieurs villes à ses pieds. Des tremblements de terre assez fréquents et assez violents furent les symptômes de cette crise épouvantable, qui éclata le 23 août de l'an 79, sous le règne de Titus. On sait qu'elle détruisit Herculanum, Pompéi et Stabies, et qu'elle fit périr Pline le naturaliste. Son neveu, Pline le jeune, nous a laissé quelques détails sur ce terrible événement, dans une lettre célèbre adressée à l'historien Tacite (1) où il raconte également la mort de son oncle. Ce dernier commandait alors la flotte romaine qui était en station à Misène, ancienne ville maritime très-importante de la Campanie. Voulant observer de près un phénomène si extraordinaire, afin d'en transmettre exactement tous les détails à la postérité, il traversa le golfe en toute hâte et aborda près de Stabies, autre ancienne ville de la Campanie et voisine du Vésuve. Une nuit sombre et épaisse couvrait tous ces lieux. Partout régnaient la terreur et la confusion ; on fuyait de tous côtés ; il ne pouvait lui-même continuer sa marche pénible ; il demanda de l'eau, et se coucha sur un drap qu'il fit étendre par terre. « Bientôt, dit Pline le jeune, des flammes et une odeur de soufre qui en annonçait l'approche, mirent tout le monde en fuite. Il se lève, appuyé sur deux jeunes esclaves, et au même instant il tombe mort. J'imagine, ajoute-t-il, que cette épaisse fumée arrêta sa respiration et le suffoqua : il avait naturellement la poitrine faible,

(1) Liv. VI, lett. 16e.

étroite et souvent haletante. » On retrouva le surlendemain, au même endroit, près du rivage de la mer, son corps entier et sans blessures : rien n'était changé dans l'état de son vêtement, et son attitude était celle du sommeil plutôt que de la mort. Telles sont les principales circonstances qui, d'après Pline le jeune, ont entouré la mort du célèbre naturaliste.

Suétone raconte autrement la mort de Pline l'ancien : « Pendant l'embrasement du Vésuve, il s'en approcha, dit-il, sur un vaisseau liburnien, pour étudier les causes de ce phénomène; mais les vents contraires l'ayant empêché de reprendre le large, il périt étouffé par la cendre et la poussière. » Suivant quelque autres auteurs, il aurait été tué par un de ses esclaves qu'il supplia de lui donner la mort, quand il se vit suffoqué par la chaleur.

Ces deux dernières versions, étant contradictoires, nous paraissent également erronées. La relation de Pline le jeune, au contraire, présente, selon nous, toutes les apparences de la vérité, tant à raison des détails circonstanciés qui l'accompagnent, qu'à cause des liens étroits qui unissaient la victime à l'auteur de la lettre, et des moyens que ce dernier avait à sa disposition pour recueillir toute la vérité de la bouche même de ceux qui furent les témoins de la mort de son oncle.

En outre, la plupart des assertions contenues dans la lettre de Pline le jeune ne sont pas en contradiction avec les nouvelles données de la science, et s'accordent parfaitement avec ce qui a été observé dans des éruptions plus récentes.

Plusieurs questions se présentent naturellement à l'esprit, à propos de cette mort qui a été assurément un des effets les plus funestes de l'éruption de l'an 79. Et d'abord, à quel genre de maladie Pline l'ancien paraît-il avoir succombé? D'après les expressions mêmes de la lettre adressée à l'historien Tacite, il est infiniment probable que cette mort a été le résultat d'une asphyxie. En effet, l'auteur de cette lettre dit formellement : « J'imagine que cette épaisse fumée arrêta sa respiration et le *suffoqua.* » Il a soin d'ajouter qu'on a retrouvé le corps entier et sans blessures, que rien n'était changé dans l'état de son vêtement, et que son attitude était celle d'un homme qui repose. L'ensemble de ces détails éloigne toute idée de mort accidentelle, et concourt puissamment à faire admettre que cette mort à jamais regrettable a été produite par asphyxie. Je sais bien que quelques auteurs ont pensé que le grand naturaliste avait succombé à une affection cérébrale, d'autres disent à une affection des voies respiratoires, et Pline le jeune lui-même fait observer que son oncle avait naturellement la poitrine faible, étroite et souvent haletante. Mais il est aujourd'hui démontré qu'on ne meurt pas subitement, comme cela est arrivé à Pline l'ancien, lorsqu'on est atteint d'une affection thoracique, pas plus que lorsqu'on succombe à une affection cérébrale. La mort instantanée n'arrive que dans les cas de rupture d'anévrysme du cœur ou de l'aorte, et dans les hémorrhagies qui ont lieu au niveau du nœud vital (1). Dans l'hémorrhagie cérébrale proprement dite, la mort n'arrive qu'au bout de quelque temps et après des symptômes caractéristiques. Dans l'asphyxie, la mort arrive également après un certain laps de temps très-variable, et en rapport avec la cause qui l'a produite.

(1) Ces derniers cas sont excessivement rares.

Pline l'ancien aurait-il par hasard succombé à une rupture d'anévrysme? Cela n'est pas présumable. Tout porte à croire, au contraire, qu'il est mort asphyxié par les émanations gazeuses de l'éruption volcanique. *L'odeur du soufre*, dont parle Pline le jeune, semblerait indiquer que les gaz acide sulfureux et acide sulfhydrique, n'ont pas été étrangers à l'accident. Cependant plusieurs raisons tendent à faire supposer qu'un autre gaz y a joué le rôle principal. Dans une seconde lettre de Tacite (1), Pline le jeune, revenant sur les phénomènes éruptifs de l'an 79, fait observer que la mer semblait refoulée sur elle-même et comme chassée du rivage par *l'ébranlement du sol*. « Ce qu'il y a de certain, dit-il, c'est que le rivage était agrandi, et que *beaucoup de poissons étaient demeurés à sec sur le sable.* » Il y a donc eu simultanément un soulèvement assez notable du sol, puisqu'il força la mer à s'éloigner de ses rivages, et une grande quantité de poissons morts. D'après Dion Cassius, il y aurait eu même *des oiseaux et beaucoup d'autres animaux étouffés pendant cette éruption*. Or, dans la suite de ce travail, nous rencontrerons plusieurs faits tout à fait analogues; nous verrons que, lorsqu'il y a de ces mouvements du sol, il y a en même temps des exhalaisons considérables d'*acide carbonique*, connues sous le nom de *mofettes*, qui se font par des fissures produites par l'ébranlement. Pour ne citer qu'un seul fait récent, qu'il nous suffise pour le moment de dire qu'à la dernière éruption du Vésuve, en 1861, le sol s'étant élevé au dessus du niveau de la mer, à Torre del Greco, ville maritime située au pied du Vésuve et voisine de Stabies

(1) Lett. 20e, liv. VI.

où Pline le naturaliste est mort, à la suite, disons-nous, de ce mouvement du sol, il y eut en plusieurs endroits, surtout sur les bords de la mer, un dégagement très-fort de gaz méphitiques qui fit périr une grande quantité de poissons, beaucoup d'oiseaux, ainsi que des chiens et des chats; on trouva même, dans les environs, les cadavres de cinq personnes asphyxiées par les gaz délétères. L'analyse de ces gaz, faite sur les lieux par M. Charles Sainte-Claire Deville, a démontré qu'il y avait 60 0/0 d'acide carbonique, quantité plus que suffisante pour ôter la vie à tout être animé.

Outre cette analogie des faits, d'autres motifs, plus sérieux peut-être, tendent à nous faire croire que Pline l'ancien a été asphyxié par une de ces mofettes pernicieuses qu'on rencontre si souvent aux environs des volcans et qui sont constituées par l'acide carbonique. Le passage suivant de la lettre de Pline le jeune vient à l'appui de cette opinion : « On voulut, dit-il, s'approcher du rivage pour examiner si la mer permettait quelque tentative, mais on la trouva toujours orageuse et contraire. Là mon oncle se coucha sur un drap étendu, demanda de l'eau et en but deux fois. Bientôt des flammes et une odeur de soufre qui en annonçait l'approche, mirent tout le monde en fuite et forcèrent mon oncle à s'éloigner. Il se lève appuyé sur deux esclaves, et au même instant il tombe mort. » Il est permis de penser que Pline le naturaliste choisit, sans s'en douter, pour lieu de repos, précisément un de ces endroits empestés par le voisinage d'une mofette; il en respira forcément les émanations dont l'action délétère ne tarda pas à se faire sentir. L'acide carbonique, ayant une densité plus grande que celle de l'air, gagne généralement les couches inférieures de l'atmosphère, et forme ainsi à la surface du sol une nappe invisible plus ou moins épaisse; c'est ce qui nous explique pourquoi les esclaves qui sont restés avec le célèbre naturaliste, et qui probablement se tenaient debout par respect ou pour veiller à la sûreté de leur maître, n'ont rien senti, tandis que lui, se trouvant plongé dans la couche méphitique, en éprouva tous les effets funestes. Nous verrons plus loin, lorsque nous étudierons les propriétés physiologiques de l'acide carbonique, par quel mécanisme ce gaz peut produire la mort. On est également autorisé à penser que l'asphyxie était déjà arrivée à un degré avancé au moment où Pline l'ancien essaya de se lever, puisqu'il fut obligé de se faire soutenir par deux de ses esclaves, et qu'il ne tarda pas à succomber.

Lorsqu'on considère l'espace qui sépare Stabies (1) du Vésuve, il peut paraître étrange que les émanations volcaniques aient pu exercer une telle influence à une si grande distance du centre d'éruption. Mais on sait aujourd'hui, grâce aux savantes recherches de M. Charles Sainte-Claire Deville, que l'acide carbonique, un des principaux produits des éruptions volcaniques, et qui constitue, nous le répétons, à lui seul les mofettes, se rencontre ordinairement *le plus loin possible du centre éruptif*. Le fait cité plus haut, de Torre del Greco, dont la distance du Vésuve n'est pas de beaucoup moins grande que celle qui existe entre l'emplacement de l'ancienne Stabies et le sommet du volcan, confirme cette opinion, admise du reste maintenant par la plupart

(1) Près des ruines de l'antique Stabies, s'élève aujourd'hui la ville de Castellamare, située à 2 lieues environ du Vésuve

des géologues. Ajoutons que le même savant, M. Charles Sainte-Claire Deville, qu'on ne saurait trop citer lorsqu'il s'agit de l'étude des volcans, a montré qu'au moment où le Vésuve est redevenu actif, sa cime s'est étoilée, suivant des fissures transversales dont il a reconnu le lien avec tout le système volcanique de la Campanie, et que deux d'entre elles passaient précisément par les villes détruites à cette époque, c'est-à-dire par Herculanum, Pompéi et Stabies.

Ainsi, tout s'accorde et s'explique de la manière la plus satisfaisante ; tout concourt à démontrer que Pline l'ancien a été victime d'une de ces émanations méphitiques, conséquences naturelles des volcans actifs sur lesquelles nous reviendrons d'ailleurs plus d'une fois encore.

Nous allons même plus loin, et nous disons qu'il ne nous répugne pas d'admettre un genre de mort analogue pour les quelques cadavres humains qu'on a trouvés enfouis dans les décombres d'Herculanum et de Pompéi, villes ensevelies à la suite de l'éruption de l'an 79.

Tout le monde sait qu'une série de fouilles entreprises dans ces derniers temps a fait découvrir, dans les ruines de ces villes jadis si somptueuses, une foule d'objets et de monuments qui devinrent de précieuses révélations pour la science et l'histoire. Depuis quelques années seulement, des corps humains ont été exhumés ; ils se présentent dans un état parfait de conservation. On pense généralement que les cendres détrempées par la vapeur d'eau se sont moulées en enveloppant ces corps au moment où ils expiraient. Un procédé très-simple a permis d'en reproduire l'image en plâtre. Dans son livre fort intéressant sur Pompéi et les Pompéiens, M. Marc Monnier en parle en ces termes : « Rien de plus saisissant, dit-il, que ce spectacle. Ce ne sont pas des statues, mais des corps humains moulés par le Vésuve ; les squelettes sont encore là, dans ces enveloppes de plâtre qui reproduisent ce que le temps aurait détruit, ce que la cendre humide a gardé, les vêtements et la chair, je dirais presque la vie. Il n'existe nulle part rien de pareil. Les momies égyptiennes sont nues, noires, hideuses ; elles n'ont plus rien de commun avec nous ; elles sont arrangées pour le repos éternel dans une attitude consacrée. Mais les Pompéiens exhumés sont des êtres humains qu'on voit mourir. » Rien dans l'attitude et l'aspect extérieur de ces corps n'annonce qu'ils ont été ensevelis avant que la vie les ait entièrement quittés. Pas la moindre crispation, par le moindre mouvement convulsif, qui, certainement, n'auraient pas manqué de laisser des traces, si la mort complète n'était arrivée bien avant la chute des cendres. On ne saurait vraiment comprendre, quelque considérable qu'on puisse supposer cette pluie de cendres, que ces personnes n'aient pas pu se dégager à temps et éviter ainsi d'être enveloppées toutes vivantes par ces matières. Le nombre de cadavres trouvés jusqu'à présent dans les fouilles d'Herculanum et de Pompéi est très-restreint : on ne serait peut-être pas trop éloigné de la vérité en supposant que quelques retardataires seulement, retenus par le désir de piller, ont été surpris par ces dégagements délétères d'acide carbonique qui se font à travers des crevasses formées par le déchirement du sol et dont nous avons parlé plus haut.

S'il fallait en croire certains auteurs anciens, l'éruption du Vésuve de l'an 79 aurait également exercé une influence considérable sur l'état hygiénique des lieux situés à de plus grandes distances encore. Ainsi, l'historien grec, Dion Cassius, et après lui Eutrope et Zonoras, signalent une maladie épidémique qui aurait éclaté à Rome à la suite de cette éruption. Voici en quels termes Dion Cassius parle de cet événement : « Ce funeste embrasement, dit-il, répandit une si prodigieuse quantité de cendres, que la mer, la terre et l'air en furent remplis et que *des hommes et des bêtes, des poissons et des oiseaux en furent étouffés.* Ces cendres furent élevées si haut en l'air, qu'elles obscurcirent le soleil, et elles furent portées par le vent jusques en Afrique, en Syrie, en Égypte et à Rome. Quand elles parurent dans cette dernière ville avant qu'on eût reçu la nouvelle de l'embrasement arrivé dans la Campanie, on ne put juger d'où elles émanaient, ni les prendre que pour un effet d'un renversement général du monde, qui allait faire tomber le ciel en bas, et monter la terre en haut. *Ces cendres n'apportèrent alors aux Romains qu'une légère incommodité. Mais bientôt elles donnèrent lieu à une maladie épidémique* » (1). Eutrope dans son *Breviarium historiæ Romanæ*, et Zonaras dans ses *Annales*, s'expriment à peu près de la même manière en relatant cette éruption. Il faut avouer que l'opinion émise par ces auteurs est un peu hasardée. Nous devons déclarer, pour notre part, que nous ne l'acceptons pas, et cela pour plusieurs raisons : entre autres, parce qu'il est difficile de concevoir que les émanations du Vésuve aient pu porter leur action malfaisante jusqu'à Rome, pendant que d'autres

(1) Dion Cassius, *Histoire romaine.*

lieux situés entre cette dernière ville et le foyer d'éruption n'en ont ressenti aucune atteinte : du moins les documents historiques qui nous restent n'en font aucune mention. Nous avons cru cependant devoir signaler cette opinion des anciens, afin de montrer qu'à une époque fort éloignée de nous, on entrevoyait déjà qu'une éruption volcanique pouvait donner lieu à des maladies et modifier les conditions hygiéniques des villes placées à des distances même très-considérables du centre éruptif.

Bien avant l'éruption de l'an 79, les Romains avaient choisi les environs du Vésuve pour bâtir des villes et des maisons de campagne. Herculanum, Pompéi et Stabies, dont nous venons de parler, villes somptueuses et riches, dont on peut encore aujourd'hui admirer la magnificence, y figuraient en première ligne. Un ciel presque toujours serein, un sol fertile, des sites enchanteurs, des sources chaudes dont on pouvait rassembler les eaux et former des bains aussi agréables que salutaires, voilà ce qu'ils trouvaient dans ces pays favorisés par la nature. Aussi, lorsque la grande éruption dont nous avons retracé les principaux phénomènes, vint en chasser les voluptueux habitants, ce fut une désolation générale. Soit que cette horrible catastrophe eût laissé dans les esprits un vif sentiment de terreur, soit que l'air en devînt insalubre, toujours est-il que ces lieux furent entièrement abandonnés.

On peut diviser les éruptions du Vésuve en anciennes et modernes. Nous appellerons anciennes, celles qui sont antérieures au XVIIIe siècle, et modernes, celles qui ont eu lieu depuis l'année 1700 jusqu'à nos jours. Les premières sont entourées d'une grande obscurité quant aux diverses circonstances qui les ont accompagnées et aux effets qu'elles ont pu exercer sur les êtres organisés. Les secondes, au contraire, nous offrent une série de faits plus ou mois bien caractérisés et qui se rattachent au sujet qui nous occupe.

Il est hors de doute qu'après le grand événement de l'an 79, les éruptions du Vésuve devinrent très-rares. C'est à peine s'il existe dans l'histoire quelques vagues indications de paroxysme dans les années 203, 472, 685, 993, 1036 et 1139. Cette dernière éruption semble avoir été très-violente, mais le volcan se reposa ensuite et resta tranquille pendant près de cinq siècles. En 1631, le Vésuve s'ouvrit de nouveau et donna lieu à une coulée de lave considérable qui alla s'éteindre dans la mer, près de Portici, après avoir brûlé les maisons et les arbres sur son passage. Les années, 1660 et 1685, marquent également des périodes d'activité. C'est ici que se termine ce que nous appelons les anciennes éruptions du Vésuve.

Si l'on considère l'état de la science à cette époque, et si l'on tient compte du défaut de connaissances spéciales chez les observateurs qui nous ont laissé des récits, on comprendra qu'il nous ait été impossible, malgré toutes nos recherches, de trouver sur ces anciennes éruptions quelques renseignements positifs. La plupart des descriptions sont très-écourtées et pauvres de détails scientifiques; les auteurs, uniquement préoccupés des dégâts matériels, ne font mention que de ce qui a grossièrement frappé leurs sens. Certes, si la première éruption du Vésuve, constatée par l'histoire, n'avait pas été rendue célèbre par la mort de Pline l'ancien, la postérité aurait été privée de la lettre de son neveu qui nous a permis d'étudier les divers effets exercés par cette éruption sur les êtres vivants, et nous a ainsi empêché de faire pour elle ce que nous sommes obligé de faire pour celles qui l'ont suivie, c'est-à-dire de la passer presque sous silence.

Il faut arriver jusqu'au milieu du XVIIIe siècle, c'est-à-dire aux éruptions modernes, pour rencontrer des faits biens observés et correspondant au point de vue scientifique où nous nous sommes placé. Le commencement de ce siècle présente, il est vrai, des traces d'activité, et l'année 1737, en particulier, paraît même avoir donné lieu à une éruption importante, remarquable surtout par les dommages qu'elle a causés dans les campagnes voisines. Nous reviendrons sur cette éruption lorsque, dans la deuxième section de ce chapitre, nous étudierons les effets des éruptions du Vésuve sur la végétation. Nous dirons seulement ici que l'éruption de 1737 a donné naissance à plusieurs mofettes qui ont fait périr des animaux, tels que des lézards, des serpents, des rats, des oiseaux, des brebis, etc. D'après Dom Francesco Serrao, médecin du roi de Naples, et auteur d'un excellent ouvrage sur le Vésuve, on aurait même trouvé dans le territoire de Somma deux personnes asphyxiées par une de ces exhalaisons délétères.

Mais c'est surtout dans la seconde moitié du XVIIIe siècle que ces faits sont plus nombreux et mieux étudiés. A partir de cette époque, le Vésuve semble reprendre des forces, et ses éruptions deviennent plus fréquentes. Celle qui éclata en décembre 1754 doit être rangée parmi les plus violentes, et présente pour nous un intérêt particulier, à cause des divers accidents morbides qui l'ont accompagnée. M. l'abbé Meccati, de l'Académie de Florence, nous a laissé dans son *Racconto storico filosofico del Vesuvio*, une exacte description des principaux phénomènes de cette crise volcanique. Le passage suivant mérite surtout d'attirer notre attention (1) : « Les médecins ont aussi observé, dit-il, qu'à l'époque de l'éruption de 1754, il y eut beaucoup de maladies et même des maladies mortelles. Ils ont déclaré qu'elles étaient occasionnées par des sels et des particules arsenicales qui se répandaient dans l'air et l'empoisonnaient pour ainsi dire. Les maladies qui ont été attribuées à l'éruption sont des angines, des apoplexies, des inflammations et des engorgements glandulaires... » A l'appui de ce qu'il avance, M. l'abbé Meccati rapporte les deux petites observations suivantes : « M. André Tontoli, qui m'avait accompagné dans mon excursion sur le Vésuve, le 19 décembre, eut la gorge tout enflée à son retour à Naples, et faillit en mourir. M. Jean Colombo, que j'ai trouvé à la montagne, le 2 janvier, se sentit malade le soir même; on le transporta à Naples; le cou et la poitrine s'enflammèrent tellement qu'il mourut au bout de quelques jours. » L'auteur de ces observations qui, soit dit en passant, laissent beaucoup à désirer, ajoute immédiatement après : « Les médecins ont attribué tous ces effets à la présence de particules infectes de lave répandues dans l'air qu'on respirait et dont l'action funeste ne tardait pas à se faire sentir. Il y a eu à cette époque beaucoup de maladies de cette nature; jamais ces maladies n'ont été aussi fréquentes et aussi communes que cette année-là. J'ai entendu moi-même dire

(1) Meccati, Racconto storico filosofico del Vesuvio, p. 529.

à plusieurs professeurs de médecine que ces maux étaient dus aux sels qui émanent du Vésuve, et j'ai cru devoir noter tout cela, afin que mes observations puissent être de quelque utilité à l'avenir. »

Les citations qui précèdent ne sont certainement pas à l'abri de la critique; mais si elles n'ont pas la rigueur scientifique que nous voudrions y trouver, il serait injuste de leur refuser toute valeur.

M. l'abbé Meccati, homme de beaucoup de science, mais étranger à la médecine, n'a fait que nous transmettre simplement l'opinion des médecins de son époque sur les diverses maladies survenues dans le cours de l'éruption de 1754. Il nous a rendu par cela même un grand service dont il faut lui savoir gré. Il est incontestable que ses allégations présentent un côté défectueux et des interprétations au moins hasardées; mais les faits n'en existent pas moins et c'est ce qu'il nous importe surtout de recueillir. Nous verrons dans la suite que des faits analogues ont été observés dans d'autres éruptions. Dans la deuxième partie de ce travail, à propos de ceux que nous avons vus nous-même, à Santorin, nous essayerons d'expliquer tous ces faits, et nous chercherons à connaître la relation qu'il y a entre eux et les phénomènes éruptifs.

M. l'abbé Meccati n'est pas, du reste, le seul qui ait parlé des maladies épidémiques attribuées à l'éruption de 1754. Un autre observateur d'un grand mérite, le P. de la Torre, en fait également mention dans son ouvrage très-intéressant et très-savant sur l'*Histoire et les phénomènes du Vésuve*. Ce livre, écrit en italien, a été traduit en français en 1760 par l'abbé Péton. On trouve dans la traduction française de cet ouvrage (1) un précieux document qui n'existe pas dans l'édition italienne et qui présente un intérêt capital. C'est une lettre adressée au P. de la Torre par le Dr Jean Vivenzio, célèbre médecin de la ville de Nole, sur une maladie épidémique qu'il a observée et qu'il rattache à l'éruption de 1754. On comprend toute l'importance qu'un pareil document peut avoir pour nous. Aussi nous n'hésitons pas, malgré sa longueur, à le reproduire presque en entier, en retranchant seulement quelques passages étrangers à notre sujet :

LETTRE DU DOCTEUR JEAN VIVENZIO AU P. DE LA TORRE.

Nole, 2 février 1760.

« J'ai reçu, mon Révérend Père, votre lettre du mois de janvier, par laquelle vous m'avez appris que M. l'abbé Péton allait faire imprimer à Paris une traduction française de votre savante *Histoire du Vésuve,* et que vous lui envoyiez la suite de vos observations pour la rendre complète jusqu'à l'année 1760. Vous m'engagez à y joindre une relation circonstanciée de la funeste maladie épidémique dont je vous ai entretenu plusieurs fois, et que j'ai attribuée à l'éruption du Vésuve qui commença en l'année 1754, et qui dura jusqu'au mois de février 1755.....

« La maladie dont il s'agit s'est fait sentir surtout à Nole, ma patrie, et dans les lieux circonvoisins, S. Paolo, S. Eramo, Sirico et Saviano. Pour l'intelligence de la chose, il faut commencer par exposer la situation de ces lieux relativement au mont Vésuve, mettant Nole à leur centre. La ville de Nole, comme vous savez, est au nord du Vésuve : elle en est éloignée de 10 milles d'Italie. Respectivement à Nole, S. Paolo est à l'est, S. Eramo et Saviano sont au midi, et Sirico est au sud-est. Tous ces lieux sont à 1

(1) Histoire et phénomènes du Vésuve, par le P. de la Torre, correspondant de l'Académie des sciences de Paris, traduction de l'italien, par l'abbé Péton. Paris, 1760, p. 192.

mille ou 1 mille et demi de Nole, et par conséquent à 9, 10 ou 11 milles du Vésuve. Ils sont tous situés dans de belles plaines, excepté San Paolo qui est en partie sur la pente de collines très-fertiles et très-agréables. On ne découvre point le Vésuve de tous ces différents endroits, parce qu'il est masqué à la droite par le mont Somma, et à la gauche par le mont Ottajano. En voilà assez pour donner une idée de la situation de ces lieux ; je viens au fait. Le 2 décembre 1754, le Vésuve s'ouvrit du côté de *Bosco tre case* et du côté d'*Ottajano*, sans qu'on eût senti précédemment aucune secousse de tremblement de terre..... On commença le 20 janvier à voir sortir du sommet de la montagne une fumée épaisse, avec une grande quantité de matières enflammées.

« Le 31 du même mois, deux nouvelles bouches s'ouvrirent du côté d'Ottajano, et le sommet de la montagne ne jeta plus que de la fumée. Cinq jours étaient à peine passés depuis que le volcan avait cessé de vomir des flammes et des pierres, lorsqu'il souffla un vent du Midi, et que la terrible maladie dont je vais vous faire la description commença à se faire sentir à Nole et dans les villages dont j'ai parlé. C'était une péripneumonie qui s'annonçait par une grande faiblesse, par une forte difficulté de respirer et par une petite toux fréquente. Le pouls était, le premier jour, dans son état naturel, ainsi que les urines et la langue. Le second jour, la respiration devenait plus difficile et plus fréquente, et l'on sentait une grande chaleur, si l'on mettait la main à la bouche du malade. La toux devenait plus forte, sans qu'il y eût la moindre expectoration : les joues, les yeux et les lèvres paraissaient en feu et la langue sèche ; les urines étaient devenues aqueuses, le pouls faible et petit ; tous les malades se plaignaient d'un grand mal de tête et sentaient comme un grand poids dans la poitrine. Dans la nuit qui suivait le second jour, la toux et la difficulté de respirer augmentaient tellement, que les malades étaient obligés de se tenir sur leur séant. Le délire survenait constamment chez quelques-uns, le troisième jour au matin, et chez d'autres, vers la fin du même jour ; le pouls se changeait en intermittent, la respiration devenait enrouée, quoique les malades eussent la tête élevée ; mais la toux cessait dans cette position. La langue était noire, le visage et les lèvres plombés. L'habitude du corps, qui avait conservé une chaleur naturelle pendant tout le cours de la maladie, devenait fraîche ; il y avait peu d'urines. Quand les malades étaient restés en cet état pendant cinq à six heures, ils tombaient en léthargie : l'habitude du corps devenait froide, il n'y avait plus de pouls, et ils mouraient dans la nuit du troisième jour ou le quatrième au matin, ou, au plus tard, vers le soir. Il n'en mourut aucun au-dessous de l'âge de 18 ans; mais on en vit succomber en vingt jours 32, de 18 à 30 ans; 28, de 30 à 50; 27, de 50 à 65, ainsi répartis : 8 à Nole, 35 à S. Paolo, 17 à S. Eramo, 17 à Sirico, et 10 à Saviano. Ni les saignées plus ou moins abondantes que je fis pratiquer dès le commencement de la maladie, ni les larges vésicatoires que je leur fis appliquer immédiatement sur les côtés ou vers l'omoplate, ni l'exhibition intérieure du simple oximel avec le nitre ou le sel de prunelles, ou avec l'antimoine fixé non lavé, uni à la manière de Boerhave et accompagné de décoctions d'orge, ne leur furent d'aucun secours......

« Tel était l'état des choses, lorsque, réfléchissant sur ce qui pouvait rendre le mal si rebelle à tous les remèdes les plus sensés, et ordinairement les plus efficaces, il me vint dans l'esprit qu'il fallait qu'un principe très-actif et très-puissant en fût la cause. Quoique de mémoire d'homme, ou du moins depuis quarante ans que mon père exerce la médecine, on n'ait pas eu connaissance qu'une éruption du Vésuve ait jamais produit de si funestes effets, je jugeai néanmoins qu'il fallait attribuer cette maladie si extraordinaire à la fumée qui sortait alors en abondance du sommet du volcan et des courants de lave. Je compris aisément que cette fumée imprégnée de parties sulfureuses et ammoniacales, qui nous était apportée par un vent du midi à Nole et aux environs, et qu'on respirait avec l'air, avait cause et entretenait la maladie, en serrant et en irritant la membrane intérieure des poumons; propriété qu'ont ces matières, selon les nouvelles observations de Haller. Ce ne fut point une simple conjecture, mais une certitude comme le démontreront les observations que je vais exposer.

« I. La maladie n'attaqua que ceux qui travaillaient dans les campagnes et qui y restaient des jours entiers, et jamais ceux qui se tenaient dans les maisons, ou qui en sortaient pour marcher ou pour voyager.

« II. La maladie commença par un vent du midi, et fit des progrès pendant tout le temps qu'il dura : si le vent du nord ou le vent d'est venaient à souffler, le mal cessait, quoique ces derniers soient plus froids que l'autre; mais si le vent du Midi recommençait à souffler, la maladie faisait de nouveaux ravages.

« III. Ceux qui travaillaient dans les campagnes de San Paolo furent les plus maltraités.

« IV. Enfin tous les remèdes, tant intérieurs qu'extérieurs, que l'on emploie ordinairement avec efficacité, ne faisaient qu'aigrir le mal et accélérer la mort.

« Qu'il me soit permis à présent de tirer les conséquences de ces observations. Les gens de la campagne qui travaillaient au dehors respiraient un air chargé de ces particules ammoniacales, sulfureuses, nitreuses, vitrioliques, qui, comme vous l'avez remarqué dans votre *Histoire*, s'élevaient de la lave déjà refroidie, en forme de *mofettes*, et ôtaient la respiration. C'étaient ces particules irritantes qui, portées dans nos campagnes par les vents méridionaux, causaient tout le mal. Car, s'il n'est pas encore certain que les exhalaisons et les vapeurs puissent être portées à 30 milles par la force du vent, personne ne disconviendra du moins qu'elles puissent s'étendre jusqu'à 11 milles. Aussi les vents du midi faisaient naître et entretenaient le mal, et les autres vents le faisaient cesser. — Ajoutons à cela, que tous ceux qui travaillaient dans les campagnes de S. Paolo furent les plus maltraités, parce que ce pays étant situé sous des collines, la fumée ne pouvait pas être portée plus loin par la force du vent, étant chargée de particules pesantes qui ne s'élèvent que difficilement. Ces particules s'y trouvaient donc plus rassemblées : leur action devait donc produire des effets plus sensibles et plus funestes. Enfin, la plus forte des preuves, c'est que tout remède actif augmentait le mal, parce qu'il avait par lui-même un principe actif. Il était produit d'ailleurs par un vent du midi, qui ne cause jamais dans notre pays de pareilles maladies, et il cessait par un vent du nord et d'est qui sont les seuls qui les occasionnent. Voilà les fortes raisons sur lesquelles j'appuie mon opinion.

« Je me rappelle à ce sujet, mon Révérend Père, ce que le célèbre docteur San Severino me disait, il y a quelques mois devant vous, chez M. le baron de Schellendorf, chambellan du roi de Prusse, qu'il ne pouvait croire que la maladie épidémique de Nole eût été causée par l'éruption du Vésuve, quoique toutes les apparences semblassent le prouver; parce que, disait-il, on n'a jamais vu, même aux environs du Vésuve, que les matières qu'il vomit aient produit de pareils effets. Quelque sensée que soit cette réflexion, je puis y répondre en peu de mots. Une matière hétérogène et irritante, qui est portée à une certaine distance par la force du vent, fait sentir ses effets là où la force qui la pousse vient à manquer en quelque façon, c'est-à-dire où le vent commence à s'affaiblir, parce qu'alors elle peut se rassembler. Le Vésuve a ses racines au bord de la mer : les vents méridionaux, qui sont pour nous les vents de mer, poussent donc avec beaucoup de force la fumée du Vésuve et toutes les autres exhalaisons de ce volcan : donc, dans les lieux qui en sont voisins, l'action du vent, qui est très-forte, ne permet pas d'agir aux parties irritantes dont cette fumée est remplie. Mais à Nole et dans les lieux circonvoisins, à peine sent-on les vents du midi : toutes ces particules peuvent donc s'y rassembler plus aisément. On me dira sans doute que, quoique les vents du midi soufflassent dans la dernière éruption, la fumée du Vésuve n'a point causé de maladie. Je réponds que l'eau de pluie qui est tombée alors, comme on sait, en grande abondance, a amorti les parties irritantes, et personne ne disconviendra qu'elle ait cette propriété. Sans ces pluies, je crois que nous aurions éprouvé un malheur semblable à celui de 1755; puisque, dans le temps de la dernière éruption, je veux dire celle de 1759, j'ai été appelé pour beaucoup de maladies de poitrine, que j'ai guéries très-heureusement, parce que la cause excitante était sans doute plus légère. J'aurais encore, mon Révérend Père, bien des choses à remarquer à ce sujet, surtout sur l'objection qu'on pourra me faire, que tous les auteurs qui ont fait avant vous la description des éruptions du Vésuve n'ont jamais parlé de pareille chose. Mais je répondrai que c'est parce qu'il n'y a pas eu alors d'observateurs exacts, ou bien parce qu'on a attribué ces sortes de maladies à d'autres causes, comme il m'est arrivé à moi-même; car j'avouerai que ce ne fut qu'après quelque temps, et surtout en me rappelant ce que vous m'aviez dit précédemment sur les effets des matières *vésuviennes*, que je commençai à croire que la maladie dont j'ai parlé en tirait son origine.

« Passons à présent aux observations que je fis sur les cadavres qui furent ouverts pendant le cours de cette maladie. Ils étaient tous, aussitôt après la mort, couverts de marques de pourpre, c'est-à-dire que de tous les côtés le sang se faisait chemin dans le tissu cellulaire; le pourpre ne se formant pas autrement, selon les dernières observations de Haller. C'est de la même manière qu'on peut expliquer cette couleur plombée du visage et des lèvres, et cette noirceur de la langue que l'on observait le troisième jour chez ces malades. Je ne trouvai rien de particulier dans l'abdomen, sinon que tous les vaisseaux sanguins qui se perdent dans cette région étaient gonflés de sang..... Le volume des poumons était tellement augmenté qu'ils occupaient toute la capacité de la poitrine : ils étaient comme une masse de chair de couleur noire; si on les mettait dans l'eau, ils tombaient au fond. S'ils étaient ouverts et coupés, on voyait que le sang avait pénétré dans les vésicules pulmonaires. Le ventricule droit du cœur et son oreillette, et l'artère pulmonaire, étaient gonflés de sang; mais le ventricule gauche et les vaisseaux qui y sont adjacents en contenaient moins que les premiers, quoiqu'ils en fussent encore assez pleins. Je n'ouvris la tête que de trois cadavres, et j'observai en tous trois que les vaisseaux de la dure-mère et de la pie-mère étaient remplis de sang. Je m'en tins à ces découvertes, et je me suis reproché, depuis, de n'avoir pas poussé plus loin mes recherches.

« Je me borne à ces observations, pour passer à la méthode que j'employai à la fin, et au moyen de laquelle je guéris heureusement, et en peu de temps, mes malades. Tous les symptômes faisant voir que le mal venait du resserrement de la membrane intérieure des poumons, on devait diriger le traitement à tout ce qui pouvait simplement relâcher. Ainsi, dès le commencement de la maladie, je commençai, sans avoir recours à la saignée, par faire appliquer extérieurement aux malades des linges trempés dans des décoctions tièdes de mauve, d'altea, etc. J'avais soin de leur faire recevoir souvent dans la bouche, par le moyen d'un entonnoir, la fumée de ces décoctions; et j'en faisais mettre dans différents endroits de la chambre du malade, pour lui en faire respirer la vapeur. J'employais intérieurement les émulsions de graines de melon, d'amandes douces, et de graines de pavot blanc, dulcifiées avec du sirop de violettes.....

« ..... Les malades traités de cette manière avaient, dès la fin du premier jour, la respiration plus libre, les joues moins rouges; et tous les symptômes se changeaient en mieux. Alors j'éprouvai qu'il convenait de faire tirer 10 ou 12 onces de sang du bras. Continuant toujours les remèdes extérieurs dont j'ai parlé, je commençais alors à joindre à chaque livre d'émulsion une demi-drachme de nitre, ce que je continuais encore le deuxième jour. Le troisième, les malades se trouvaient guéris sans qu'il survînt la moindre expectoration, ni aucune autre crise. Il fallait employer les remèdes dont je viens de parler dès le commencement de la maladie; car ils devenaient inutiles si le mal avait fait quelques progrès.....

« ...... Voilà, mon Révérend Père, le détail que vous avez exigé de moi. J'aurais peut-être mieux rempli votre attente si j'avais eu plus de temps. J'ai tâché du moins de ne rien omettre d'essentiel....

« *Signé* : JEAN VIVINZIO (1). »

(1) «J'ai eu l'honneur, dit le traducteur, M. l'abbé Pétou, de com-

La lettre qu'on vient de lire est remarquable à plus d'un titre, surtout si l'on considère qu'elle a été écrite à une époque où la science médicale, basée sur l'observation, était encore dans l'enfance. Elle dénote un savoir très-étendu, uni à un esprit profondément pratique. A part quelques hypothèses et opinions surannées, on y trouve beaucoup d'observations judicieuses et des considérations empreintes de la plus grande justesse. Ce qui est surtout remarquable, c'est le rapprochement que le Dr Vivenzio a essayé d'établir entre l'existence des vents du midi, l'action des vapeurs, et l'arrêt du courant atmosphérique au pied des collines d'Ottajano. On a vu que les habitants du village de San Paolo, situé sur les pentes d'Ottajano, ont plus souffert de la maladie que ceux des autres pays voisins. L'explication donnée à cette particularité paraît parfaitement admissible. Quant à la nature de l'affection, il serait difficile de se prononcer d'une manière catégorique, attendu qu'elle est trop brièvement caractérisée par la symptomatologie et l'anatomie pathologique. On peut dire cependant, que la maladie dont il est question paraît avoir eu pour siége les organes de la respiration, et qu'elle a présenté en outre une forme de malignité insolite.

Il serait important de savoir si le Dr Vivenzio a eu raison ou non, d'attribuer cette maladie épidémique à l'éruption du Vésuve. Si nous nous en rapportons à ce que nous avons observé l'an dernier à Santorin, nous

muniquer ce mémoire à un célèbre médecin de Paris, connu dans toute l'Europe par son profond savoir, et par ses écrits. Il m'a dit qu'il croyait que le Dr Jean Vivenzio avait eu raison d'attribuer à la fumée du mont Vésuve la maladie épidémique dont il s'agit ici.»

devons déclarer que nous partageons entièrement l'opinion exprimée par le savant médecin de Nole. Nous tâcherons de démontrer plus loin, à propos de la dernière éruption de Santorin, que les émanations volcaniques ont une action spéciale et énergique sur les voies respiratoires.

Le souvenir de ces manifestations morbides était à peine effacé qu'une nouvelle explosion du Vésuve, arrivée en 1759, jeta l'épouvante parmi les populations des pays environnants. Cette éruption, à l'instar de celle qui l'avait précédée, se fit aussi remarquer par l'influence qu'elle exerça sur l'état hygiénique des lieux soumis à son action. Elle dura trois années consécutives, avec des intermittences d'une grande activité. Plusieurs auteurs contemporains nous ont conservé le souvenir de ce qui se passa de plus remarquable dans le cours de ces trois années, entre autres, M. l'abbé Meccati, que nous nous plaisons à citer de préférence, parce qu'il est renommé, non-seulement pour son savoir, mais encore pour la grande exactitude de ses observations. Voici ce qu'il dit en parlant de cette éruption (1) : « Les médecins ont observé dans les lieux voisins de la montagne, plusieurs maladies aiguës et inflammatoires ainsi que des cas de mort subite; tout cela a été attribué par les médecins à des atomes empoisonnés par des sels arsénicaux (2) mêlés à l'air et

(1) Ouvrage déjà cité, Racconto storico filosofico del Vesuvio, p. 648 et suiv.

(2) Cette opinion, déjà émise à propos de l'éruption de 1754, était alors très-répandue; elle ne repose cependant sur aucune donnée érieuse. Les observateurs modernes ont très-rarement constaté la présence de l'arsenic parmi les produits éruptifs : le sulfure d'ar-

que les personnes atteintes ont dû respirer. Que les médecins voient donc si vraiment les éruptions du Vésuve peuvent avoir de pareilles conséquences et qu'ils avisent..... » Un peu plus loin, nous trouvons le passage suivant : « Dans le cours de cette éruption on a prétendu aussi que la lave a donné lieu à des *maux d'yeux*, à des *toux convulsives* et à des *péripneumonies;* ces maladies étaient à cette époque très-communes dans les environs du Vésuve. »

Nous rappellerons que le Dr Vivenzio confirme ce qui vient d'être rapporté, lorsqu'en parlant de l'éruption de 1759 (voir sa lettre ci-dessus citée), il nous fait savoir qu'il a soigné à cette époque bon nombre d'affections de poitrine « que j'ai guéries très-heureusement, dit-il, *parce que la cause excitante était sans doute plus légère* » que celle qui agissait en 1754.

Ainsi, il ressort de ce qui précède, que l'éruption de 1759 a influencé d'une manière notable, non-seulement les organes de la respiration, mais encore ceux de la vision. Ce dernier point mérite d'être signalé. C'est pour la première fois, en effet, qu'il est question dans l'histoire des éruptions du Vésuve, de maux d'yeux occasionnés par l'action des émanations volcaniques. Nous rencontrerons dans la suite, des faits pareils, surtout en faisant l'histoire des éruptions de Santorin.

Nous terminerons ce que nous avons à dire sur l'éruption de 1759 par une dernière citation de l'abbé Meccati, relative à un certain nombre de *mofettes*, qui

senic est le seul composé de cette nature qu'on y ait rencontré jusqu'à présent, et toujours en quantité tellement minime qu'il est impossible de lui attribuer une influence quelconque.

apparurent aux environs du Vésuve pendant cette éruption (1) : « Dans les parties basses des lieux appelés *Trease*, *Resina*, *Portici*, on a trouvé les cadavres d'un grand nombre d'animaux, tels que rats, dindes, poules; et cela alla jusqu'à mettre dans un état voisin de la mort de plus gros animaux encore, comme des chiens et des chats. Près du château de M. Capuano, on remarqua dans la matinée du 3 février, que des oiseaux étaient venus mourir dans un endroit où l'on avait creusé une fosse pour un réservoir d'eau; on conclut immédiatement à l'existence d'une mofette; telle fut aussi l'opinion de plusieurs hommes savants et instruits de Portici, qui étaient venus voir ce phénomène extraordinaire. Ils purent même s'en convaincre, car en leur présence, une cuccutrettola (gélinotte?), qui volait au-dessus de cette fosse, tomba subitement sur le dos. Cette occasion fut mise à profit pour se pourvoir, dans ces jours de carnaval, de quantité de grives, de merles et d'autres oiseaux. »

Les éruptions qui suivirent celle que nous venons d'étudier ne sont pas moins intéressantes. Elles se sont succédé à des intervalles assez rapprochés jusqu'à la fin du dernier siècle. En voici les principales dates : 1766, 1779, 1781, 1794 et 1797.

Ces éruptions ne paraissent pas avoir occasionné des maladies épidémiques de la nature de celles dont il a été question précédemment; du moins les auteurs qui les ont décrites n'en font pas mention (2). Mais en

(1) Meccati, loc. cit., p. 713.

(2) Il faut dire cependant que certains observateurs parlent, en termes très-vagues, il est vrai, *d'affections très-légères de la gorge et des bronches* qu'on aurait constatées pendant ces éruptions. Sir

revanche, elles ont donné lieu à de nombreuses exhalaisons délétères ou *mofettes*, dont les effets furent autrement terribles et bien plus funestes. Les chroniques de l'époque abondent en détails circonstanciés sur les accidents arrivés à cette occasion. Il serait très-long de rapporter ici tout ce que les habitants des environs du Vésuve ont eu à souffrir de ces émanations malfaisantes. Ces détails ne présentent d'ailleurs aucune importance scientifique. Qu'il nous suffise de dire que les éruptions de la fin du XVIIIe siècle furent *toutes* remarquables par l'extrême abondance de mofettes qui les ont accompagnées, et par le grand nombre de victimes que ces émanations ont faites. Elles ont, en outre, fait périr une énorme quantité d'animaux de toute espèce, surtout des animaux domestiques, ce qui causa un préjudice considérable aux populations des pays voisins. Nous reviendrons, du reste, bientôt sur la question des *mofettes*, en y ajoutant les développements nécessaires.

Nous devons dire aussi, que dans le cours de quelques-unes de ces éruptions, et notamment de celles de 1781 et 1797, où la lave arriva jusque dans la mer, on trouva des milliers de *poissons morts*, flottant à la surface des eaux et, pendant quelque temps, ce fut inutilement que les pêcheurs jetèrent leurs filets à trois ou quatre milles du rivage. Lors de l'éruption de 1797, une rivière de lave s'étant avancée à six cents pieds dans

William Hamilton, entre autres, ministre d'Angleterre à Naples, qui, pendant sa résidence dans cette ville, de 1764 à 1800, a si bien étudié les diverses phases des manifestations du Vésuve, insiste, dans ses *Lettres à la Société royale de Londres*, sur l'*odeur sulfureuse* qui se faisait alors sentir, « et devenait, dit-il, *très-nuisible*, l'acide de la vapeur picotant à la fois *la gorge et la poitrine.* »

la mer, le célèbre ambassadeur d'Angleterre, près la Cour de Naples, sir William Hamilton, dont les écrits sur le Vésuve présentent tant d'intérêt, monta dans une barque, et se fit conduire auprès de cette muraille ardente. « A trois cents pieds à la ronde, dit-il, la lave faisait fumer et bouillonner l'eau, et jusqu'à deux milles au delà *les poissons périrent.* »

Dans la deuxième partie de ce travail, nous étudierons les causes qui, dans ces circonstances, peuvent amener la mort des poissons.

Il nous reste à voir si les éruptions survenues depuis le commencement de notre siècle ont exercé les mêmes influences que les précédentes. Le Vésuve se signala, durant cette période, par cinq grandes explosions : celles de 1822, 1833, 1850, 1855 et 1861. Passons rapidement en revue les principaux faits observés à ces diverses époques.

Il faut dire tout d'abord que les éruptions dont je viens de rappeler les dates se sont surtout distinguées, comme celles de la fin du siècle dernier, par les exhalaisons méphitiques qu'elles ont produites. Les phénomènes éruptifs de 1822 et ceux de 1833 ont été soigneusement étudiés par M. Monticelli, secrétaire perpétuel de l'Académie des sciences de Naples. Voici en quels termes il parle des effets exercés sur les animaux par l'éruption de 1822 : « Les petits quadrupèdes, dit-il, les reptiles, les testacés terrestres, les insectes, etc., périrent sur un rayon de 5 milles autour de la montagne, et l'on rencontre à chaque pas leurs cadavres dans ces lieux désolés. Les oiseaux furent aussi victimes en grand nombre des tempêtes volcaniques ; on en trouva beaucoup de morts, ou à demi morts, le 25 et le 26 octobre. »

M. Monticelli fait ensuite observer que les mofettes n'ont fait à cette époque aucune victime parmi les populations voisines, par la raison que les habitants, se rappelant ce qui s'était passé antérieurement, se tinrent en garde contre l'apparition de ces gaz délétères.

L'éruption qui éclata en 1833 se signala par des effets analogues. Les mofettes exercèrent les mêmes ravages parmi les animaux ; elles n'eurent aucune action sur les hommes.

Les choses se passèrent à peu près de la même manière en 1850 ; toutefois, l'action des mofettes ne se fit pas sentir seulement sur les animaux. Dans un mémoire relatif à cette éruption (1), M. le professeur Scacchi, de l'Académie des sciences de Naples, nous apprend que celles-ci étaient très-nombreuses et dégageaient des gaz en abondance : « On m'assura, dit-il, que *beaucoup de personnes avaient été asphyxiées* pour n'avoir pas eu la prudence d'éviter leurs exhalaisons morbides, mais qu'elles avaient été rappelées à la vie par des secours immédiats. »

Quant aux éruptions de 1855 et 1861, elles méritent une place à part dans l'histoire du Vésuve, en ce sens qu'elles ont été le point de départ d'études faites dans une direction nouvelle, dans le but d'élucider certaines questions relatives à la chimie des volcans. Ces recherches, entreprises par M. Ch. Sainte-Claire Deville, furent couronnées d'un plein succès et aboutirent à des résultats d'une haute portée scientifique. Il ne nous appartient pas d'insister davantage sur ces questions, qui sont en dehors de notre sujet.

(1) Voir Annales des mines, 4e série, t. XVII, p. 323.

Ces deux éruptions se firent également remarquer par l'apparition de plusieurs *mofettes* qui infectèrent les environs du Vésuve. Dans un mémoire fort intéressant *sur la nature et la distribution des fumerolles dans l'éruption du Vésuve du 1er mai* 1855, inséré dans le *Bulletin de la Société géologique de France* (1), M. Ch. Sainte-Claire Deville nous fait connaître en ces termes l'existence de ces exhalaisons dangereuses : « Les *mofettes* ou dégagements d'acide carbonique ont été signalés pour la première fois le 24 mai. Elles n'ont été observées que sur les territoires de Resina et de Torre del Greco. Le point le plus élevé où ces mofettes se sont montrées est dans le haut du Fosso-Grande, dans une caverne creusée dans le tuf, *et habitée par un vieillard que l'on trouva, dit-on, asphyxié un matin.* J'ai eu l'occasion d'en observer moi-même à Resina, un peu au-dessus de l'église et au pied de la lave de 1631. Un enfant *qui s'était endormi en ce point avait été profondément affecté, et on l'avait à grand'peine fait revenir.....* »

MM. L. Palmieri et A. Scacchi, qui avaient été chargés par l'Académie des sciences de Naples de suivre de près les phases de cette imposante éruption, parlent également, dans leur rapport, de ces *mofettes;* d'après eux, elles auraient apparu le 22 mai, et se seraient manifestées en grande abondance sur la vieille route du Vésuve, où l'on aurait trouvé trois personnes asphyxiées.

Les savants académiciens de Naples nous apprennent, dans leur rapport, que les vers à soie périrent pendant cette éruption : « On attribua, disent-ils, ce dernier fait à l'air vicié par les émanations volcaniques, ou à la

(1) 2e série, t. XIII.

mauvaise qualité des feuilles de mûrier altérées par les acides...

« A la fin du mois de mai, ajoutent-ils, *une épidémie tomba sur les chevaux;* il en mourut un grand nombre, et presque tous souffrirent. On attribua encore cette épidémie à l'action du Vésuve, *dont les éruptions amenèrent souvent des maladies épidémiques pour les hommes.* » Dans une lettre adressée à M. Élie de Beaumont sur l'éruption du Vésuve de 1855, M. Ch. Sainte-Claire Deville fait observer que les vapeurs sulfureuses étaient intolérables, et qu'il en a été affecté au point d'avoir perdu presque entièrement la voix pendant quelques jours.

Nous arrivons enfin à la dernière éruption du Vésuve, celle qui éclata en 1861. Elle venait à peine de commencer, que l'Académie des sciences de Paris s'empressa d'engager M. Charles Sainte-Claire Deville à se rendre sur les lieux pour poursuivre ses recherches et compléter les études commencées en 1855. L'éruption nouvelle confirma sur tous les points les propositions précédemment émises par le savant représentant de l'Académie; aussi ont-elles été définitivement acceptées par la science.

Une des particularités les plus remarquables de cette éruption a été, sans contredit, le soulèvement du littoral de Torre del Greco. Le sol s'est exhaussé de $1^{m},12$ sur une assez grande étendue. A la suite de ce mouvement de la côte, on constata sur plusieurs points des déchirures profondes du sol, qui donnèrent lieu à des dégagements gazeux considérables. Ces dégagements se faisaient à la fois en pleine mer, à Torre del Greco et dans les environs de cette ville. M. Charles Sainte-

Claire Deville recueillit les gaz qui s'exhalaient de ces divers endroits, en fit l'analyse sur les lieux, et reconnut qu'ils contenaient 60 à 95 pour 100 d'acide carbonique. Ces émanations gazeuses ne tardèrent pas à faire sentir leurs propriétés toxiques : « Le 28 décembre, dit M. Ch. Deville (1), en descendant du Vésuve, nous vîmes des feux dans les parties basses, et nous apprîmes qu'on venait de trouver *cinq ouvriers asphyxiés dans une carrière* située entre les carrières de Torre del Greco et de Resina, à peu près au-dessus de la Favorite. Nous nous y rendîmes le lendemain matin, M. Fouqué et moi, accompagnés de plusieurs guides. Nous pûmes aisément pénétrer dans la carrière, *où nous trouvâmes les corps de plusieurs animaux asphyxiés* (*chien*, *chat*, *oiseaux*) ; nous avions même déjà préparé nos appareils pour recueillir et analyser le gaz qui paraissait se dégager lentement des fissures du sol, lorsque nous fûmes surpris par la mofette avec une rapidité telle, que nous n'eûmes que le temps de nous enfuir, en abandonnant même momentanément une partie de nos appareils... »

M. Deville, dans une autre lettre adressée à M. Élie de Beaumont (2), complète ces détails de la manière suivante : « Le 9 janvier, nouvelle tentative plus infructueuse que la précédente, car l'orifice qui conduit à la carrière était envahi par la mofette ; mais, le 27 janvier, nous pûmes pénétrer, M. Mauget et moi, jusqu'au fond de la carrière; nous respirâmes l'air près du sol sans être incommodés, et nous aurions pu croire à l'en-

(1) Comptes-rendus des séances de l'Académie des sciences de Paris, t. LXIV, p. 105.

(2) Comptes-rendus des séances de l'Académie des sciences de Paris, t. LXIV. p. 328.

tière disparition du gaz, si nous n'en avions trouvé encore les restes au point le plus bas et au fond des cavités creusées pour l'extraction de la pierre. En résumé, et bien que les caves des maisons situées au-dessous de la carrière fussent encore inabordables, on peut admettre que, le 27 janvier, la mofette en ce point était à très-peu près dissipée... » Dans cette même lettre, M. Ch. Deville fait remarquer que la lave de 1631, l'une des plus importantes que le Vésuve ait données dans les derniers siècles, a aussi laissé dégager par ses fissures une grande quantité d'acide carbonique : « Non-seulement, dit-il, j'en ai constaté l'existence le 1er janvier, au-dessus de Santa-Maria di Pugliano ; mais, le 17 du même mois, j'apprenais encore que chaque matin, en entrant dans l'église, on y trouvait une couche d'acide carbonique d'environ 60 centimètres, que les caves des maisons voisines étaient infectées par ce gaz, et que, dans certaines rues, *le personnel des animaux domestiques* (*chiens*, *chats*, *volailles*, etc.), *était presque entièrement detruit*, *qu'il fallait enfin en éloigner avec soin les très-jeunes enfants...*

« Je citerai, ajoute-t-il, un dernier fait : Dans la partie du domaine royal de Portici, situé au-dessus de la route et à l'extrémité inférieure d'une puissante coulée de lave, on a trouvé, il y a quinze jours environ (1), *dix-sept porcs asphyxiés dans une cavité où ils s'étaient abrités.* Depuis lors, j'ai visité les lieux, la mofette avait disparu. »

De divers points du rivage de Torre del Greco, où existaient des fissures s'avançant du côté de la mer,

(1) La lettre est datée de Naples, 8 février 1862

sortaient d'abondantes bouffées de gaz acide carbonique. Ces dégagements se prolongeaient très-loin en mer dans une direction perpendiculaire à celle de la côte, et y produisaient un fort bouillonnement. Les poissons périrent sur une très-grande étendue et s'éloignèrent pour longtemps de ces parages infectés. M. le professeur Palmieri a constaté aussi que les eaux des puits et de la fontaine publique de Torre del Greco, située sur les bords de la mer, se sont accrues d'une manière très-sensible. « Dans toutes ces eaux, fait-il observer (1), bouillonne une grande quantité d'acide carbonique, *lequel sort encore actuellement du fond de la mer, où il a détruit un grand nombre de poissons.* »

Après l'éruption de 1861, les dégagements d'acide carbonique ont subsisté pendant quelque temps, tant en mer que sur terre, dans les environs de Torre del Greco. Quant à l'abondance des eaux des puits et de la fontaine publique, elle ne s'est point maintenue; elle s'est, au contraire, considérablement réduite, aussitôt l'éruption terminée (2).

(1) Comptes-rendus des séances de l'Académie des sciences de Paris, t. LXIII, p. 1232.

(2) Dans une note communiquée tout récemment à l'Académie des sciences de Paris (séance du 28 janvier 1867), sur les variations survenues dans les divers cours d'eau de l'Italie méridionale, l'auteur, M. A. Mauget, rapporte le fait suivant, qui paraît avoir une certaine analogie avec ce qui a été observé en 1861 à Torre del Greco. Ainsi, M. Mauget raconte que, pendant l'été dernier, les eaux de puits ordinaires, de sources et de rivières de Naples et des provinces limitrophes, se troublèrent presque instantanément, et commencèrent à diminuer d'une manière inquiétante. Mais ce qui causa le plus de surprise, ce fut de voir *les poissons d'espèces différentes, qui vivent dans ces cours d'eau, se débattre, à demi-morts, à la surface de l'eau, où les habitants riverains purent en prendre à la main des quan-*

Ici se termine la série de faits observés sur l'homme et sur les animaux pendant les diverses éruptions du Vésuve. Avant d'étudier les effets exercés sur la végétation par ces mêmes éruptions, il serait utile, croyons-nous, de dire quelques mots sur la nature et les propriétés des *mofettes* en général, qui jouèrent, comme nous l'avons vu, un rôle important dans le cours de quelques-unes de ces crises volcaniques.

Et d'abord qu'est-ce qu'une *mofette?*

On donnait autrefois le nom de *mofette* ou *moufette* à tout gaz non respirable, ou bien à toute exhalaison pouvant produire instantanément la mort. Aujourd'hui on réserve généralement ce nom à toute *émanation gazeuze provenant d'un travail volcanique ancien ou récent, et dans laquelle domine le gaz acide carbonique.* Les mofettes doivent être divisées en *temporaires* et *permanentes.* Les mofettes temporaires, d'une durée ordinairement courte, disparaissent avec l'éruption qui les a vues naître où peu de temps après. Les mofettes permanentes, au contraire, survivent aux éruptions qui les ont produites et persistent quelquefois indéfiniment. Celles dont il a été question précédemment appartiennent à la première catégorie.

Les auteurs anciens ont souvent confondu dans leurs écrits les *fumettes volcaniques* avec les *mofettes;* on appelait jadis *fumettes*, ce que nous désignons aujourd'hui

tités prodigieuses. M. Mauget pense, et cela avec juste raison je crois, que ce phénomène doit être attribué à quelque grande perturbation souterraine, qui aurait affecté quelques-unes des fissures qui divergent du cône du Vésuve, et aurait ainsi donné lieu à un dégagement considérable d'acide carbonique qui aurait fait périr les poissons.

sous le nom de *fumerolles volcaniques*, dont la composition chimique est essentiellement variable. On conçoit facilement les inconvénients d'une pareille confusion.

C'est au Dr Serrao et au P. de la Torre, que revient l'honneur d'avoir les premiers établi une distinction nette et catégorique entre cès deux sortes d'émanations. « Il ne faut pas prendre, dit le Dr *Serrao* (1), pour des mofettes les exhalaisons de fumée chaude que l'on voit sortir des laves par plusieurs soupiraux. La différence est grande : une vraie mofette ne frappe ni le nez, ni même ordinairement les yeux; elle ne s'annonce que par la malignité de ses effets. Les autres fumées, au contraire, sont visibles et on les sent d'assez loin. » Le P. de la Torre est encore plus explicite lorsque, dans son traité sur l'*Histoire du Vésuve*, il parle des caractères qui différencient les fumettes volcaniques des mofettes. Celles-ci se rapprochent, ajoute-t-il, des exhalaisons que l'on observe dans la Grotte du Chien, près du lac d'Agnano, tandis que les *fumettes*, d'une composition beacoup plus complexe, répandent des vapeurs humides mêlées avec le soufre, le nitre, le sel ammoniac, le vitriol (2), etc. Le P. de la Torre, en assimilant les mofettes aux émanations de la Grotte du Chien, semble avoir entrevu l'identité d'origine et de composition qui existe entre ces deux sources de gaz méphitiques. Nous verrons tout à l'heure que les dégagements de la Grotte du Chien constituent une des principales mofettes *permanentes*, de la région volcanique de Naples, remarquable par la

(1) Histoire du mont Vésuve, p. 303.

(2) Histoire et phénomènes du Vésuve, trad. par l'abbé Péton, p. 165.

quantité considérable d'acide carbonique qu'elle exhale depuis un temps immémorial.

Il ressort de la définition que nous avons donnée des mofettes que, ce qui caractérise surtout ces émanations malfaisantes, c'est la présence d'une quantité notable de gaz acide carbonique provenant d'un travail volcanique quelconque.

L'observation directe et des expériences répétées ont pleinement justifié cette manière de voir. Ce n'est guère que vers la fin du siècle dernier, qu'on commença à se bien rendre compte de la nature et de la vraie signification des mofettes.

Le passage suivant extrait d'une lettre communiquée à la Société royale de Londres, et écrite en octobre 1770 par Sir William Hamilton, démontre que l'auteur se faisait, dès cette époque, une idée assez exacte de la composition chimique des *mofettes*. « On connaît très-peu, dit-il, la nature de ces vapeurs dangereuses appelées ici *mofettes, qui sont pour l'ordinaire mises en mouvement par l'éruption du volcan*, et se manifestent alors dans les puits et autres souterrains du voisinage. Quelques expériences faites depuis peu par l'ingénieux Dr Nooth, dans la mofette de la Grotte du Chien, *prouvent assez que tous ces effets et les qualités connues, répondent à celles qu'on attribue à l'air fixe...* » On sait que l'*acide carbonique* a été successivement nommé *air fixe*, *air méphitique*, etc. Quelques années plus tard, M. l'abbé Giraud-Soulavie, commentant les œuvres de William Hamilton, ajoutait en note les lignes suivantes, qui sont on ne peut plus significatives : « Toutes ces vapeurs, disait-il, en parlant des *mofettes*, *sont diaphanes*, *plus pesantes que l'air*, *très-miscibles avec cet élément et avec l'eau*, *donnant la mort aux ani-*

maux qui les respirent, éteignant la lumière, acides de leur nature, etc. (1). » Ce sont là, comme on le voit, les principaux caractères distinctifs du gaz acide carbonique.

A partir de cette époque, les observations et les expériences sur les mofettes se multiplièrent d'une manière soutenue; on mit à contribution toutes les ressources que la chimie possédait alors, pour faire l'analyse des gaz qui les constituent; on parvint ainsi à acquérir petit à petit des connaissances à peu près complètes sur les propriétés physiques et chimiques des mofettes. En 1822, à la suite de l'éruption du Vésuve qui venait d'éclater, la question des mofettes revint à l'ordre du jour. M. Monticelli la traita avec toute l'autorité qui s'attache à son nom. Voici comment il résume les caractères des mofettes qu'il eût l'occasion d'observer pendant cette éruption (2). « Point d'odeur, la tempé-« rature des caves occupées par les gaz méphitiques « était de deux degrés centigrades supérieure à celle des « lieux restés sans mofettes. Le gaz recueilli éteignait « la lumière, portait au rouge la teinture de tournesol, « troublait fortement l'eau de chaux, dont le dépôt était « mis en effervescence par l'acide acétique. Nous fîmes « beaucoup de tentatives avec d'autres réactifs pour nous « assurer de la présence de quelque autre gaz, mais « nous n'obtînmes que de l'air atmosphérique. L'analyse « du gaz, donné par une des mofettes, a présenté la com-« position suivante :

(1) Œuvres complètes de M. le chevalier Hamilton, commentées par M. l'abbé Giraud-Soulavie. Paris, 1781 ; p. 381.

(2) Storia de fenomeni del Velsuvio, avvenuti nel corso degli anni 1821, 1822 et parte del 1823, di Monticelli, secretario perpetuo della R. Academia delle scienze di Napoli, p. 163.

Acide carbonique.........	87
Air atmosphérique.........	13
	100

Enfin M. Ch. Sainte-Claire-Deville, dans ses remarquables études sur les phénomènes éruptifs de 1855 et 1861, s'est également occupé des *mofettes*, surtout au point de vue de leur composition chimique et de leur liaison intime avec les manifestations volcaniques. Ainsi, dans le mémoire que nous avons cité plus haut (1), il fait observer qu'en voulant examiner de près une mofette qui s'était déclarée dans le territoire de Resina, « il ressentit distinctement l'odeur piquante de l'acide « carbonique, et un fragment de papier enflammé, « plongé dans la petite cavité d'où sortait le gaz, s'y étei- « gnit instantanément..... » A propos de l'éruption de 1861, nous avons parlé d'une mofette qui s'était manifestée dans une carrière et avait asphyxié cinq ouvriers. M. Ch. Deville, s'étant rendu sur les lieux en compagnie de M. Fouqué pour étudier ce phénomène, y fut surpris par la mofette avec une telle rapidité qu'il n'eût que le temps de s'enfuir. « Du point où nous étions réfugiés, dit le savant observateur (2), nous distinguions aisément la couche d'acide carbonique (les deux couches de gaz ne se distinguaient l'une de l'autre que par la réfraction) qui, après avoir atteint le niveau le plus

(1) Sur la nature et la distribution des fumerolles dans l'éruption du Vésuve du 1er mai 1855, par M. Ch. Sainte-Claire Deville.— Bulletin de la Société géologique de France, 2e série, t. XIII.

(2) Comptes-rendus des séances de l'Académie des sciences de Paris, t. LXIV, p. 105.

élevé de l'étroit orifice qui mène à la carrière, se mit à couler vers notre station, située un peu plus bas.

« En cherchant à se rendre compte approximativement de la quantité d'acide carbonique dégagée dans la carrière, on arrive aux chiffres suivants : en dix minutes, cette carrière, dont la surface était d'environ 170 mètres carrés, s'est trouvée remplie d'acide carbonique, ainsi que le canal étroit qui en formait l'entrée. Le volume du gaz contenu dans cette cavité était d'environ 1,100 mètres cubes, ce qui donne à peu près un demi-mètre cube pour la quantité de gaz dégagé dans une minute par une surface de 1 mètre carré. L'analyse très imparfaite que j'ai pu exécuter en ces circonstances montre que l'acide carbonique de ces mofettes supérieures est fortement mélangé d'azote, et j'en ai eu la confirmation quelques jours après. En effet, le même soir du 28, la mofette se déclara, comme elle fait d'ordinaire après chaque éruption importante, dans la fissure de 1631, au point même où je l'avais observée en 1855, près de Santa-Maria di Pugliano. Du gaz recueilli à cet endroit, le 1er janvier, m'a donné, abstraction faite de l'air introduit dans la prise :

Acide carbonique........	54,70
Azote...................	45,30
	100,00

Le tableau suivant, dressé par M. Ch. Sainte-Claire-Deville (1), donne la composition de différentes mofettes observées à la suite de l'éruption de décembre 1861 :

(1) Comptes-rendus des séances de l'Académie des sciences de Paris, t. LXIV, p. 107.

	DES FISSURES DE LA LAVE A TERRE.		EN MER			
	23 déc.	1er janv.	à 10 ou 15 m. de la côte. — 1er janv.	à 40 ou 50 m. — 18 déc.	à 100 m. environ. — 1er janv.	à 200 m. environ. — 1er janv.
Acide carbonique.........	96.32	95.95	88.60	59.53	46.78	11.54
Résidu combust. (azote, hydrog. carboné).......	3.68	4.05	11.40	40.47	53.22	88.46
	100.00	100.00	100.00	100.00	100.00	100.00

On voit, d'après ce qui précède, qu'il est suffisamment démontré aujourd'hui que les émanations gazeuses appelées *mofettes*, sont essentiellement constituées par l'acide carbonique. Quant à la provenance de cet acide carbonique, il est incontestablement prouvé aussi, par tout ce que nous avons dit, qu'elle est étroitement liée aux causes générales qui produisent les éruptions volcaniques. Rappelons également ce fait important, mis en lumière par les recherches M. Ch. Sainte-Claire Deville, à savoir que les dégagements d'acide carbonique apparaissent, dans ces circonstances, le plus loin possible de l'axe du foyer d'éruption. Les faits observés ont pleinement confirmé l'exactitude de cette assertion. On se rappelle, en effet, que les mofettes dont nous nous sommes occupé jusqu'ici ont toutes eu pour siége des lieux plus ou moins éloignés du centre éruptif du Vésuve, tels que Torre del Greco, Resina, Portici, etc.

Nous devons maintenant faire une rapide excursion dans le champ de la physiologie, afin de voir si les mofettes, telles que nous les considérons quant à leur composition chimique, sont aptes à produire les accidents que nous leur avons attribués. On sait que l'influence exercée sur l'organisme par le gaz acide carbonique a été diversement interprétée par les physiologistes. Pour les uns, ce gaz serait impropre à la respiration, mais il n'aurait aucune action délétère sur l'économie; pour les autres, l'acide carbonique agirait à la manière d'un véritable poison, et son action s'exercerait principalement sur le système nerveux. Ce sont surtout les expériences de M. Collard de Martigny (1) qui ont amené la plupart des physiologistes à admettre que ce gaz possède une influence toxique. Cet expérimentateur a constaté que des oiseaux, placés dans un mélange de 21 parties d'oxygène et 79 parties d'acide carbonique, y succombent en moins de deux minutes et demie, et qu'ils ne vivent guère au delà de quatre minutes dans un mélange de 79 parties d'oxygène et de 21 parties d'acide carbonique. Une atmosphère d'azote ou d'hydrogène quoique ne contenant pas d'oxygène n'entraîne, au contraire, la mort qu'au bout de huit à dix minutes. M. Collard de Martigny a vu encore des batraciens qui vivent des journées entières dans l'azote ou l'hydrogène, ne plus donner signe de vie après avoir été placés, un quart d'heure, dans une atmosphère d'acide carbonique. Les recherches plus récentes d'un physiologiste anglais, Snow (2), viennent à l'appui de l'opinion

(1) Action du Gaz acide carbonique sur l'économie animale, dans *Archives générales de médecine*, t. XIV, p. 203.

(2) On the pathol. Effects of atmosphere vitiated by carbonic acid gas and by a diminution of oxygen (*Edinb. med and. surg. journ.*, f. LXV).

de M. Collard de Martigny : des oiseaux et de petits mammifères, ayant été plongés dans un mélange gazeux composé de 21 parties d'oxygène, 59 parties d'azote et 20 parties d'acide carbonique, y succombèrent assez rapidement; les effets nuisibles devinrent bien plus marqués lorsque la proportion de l'oxygène était diminuée et celle de l'acide carbonique augmentée. Aux résultats obtenus par Collard de Martigny et Snow, on oppose les expériences de V. Regnault et Reizet (*Annales de chimie et de physique*, 3ᵉ série, tome XXVI, page 299), qui ont trouvé que la respiration des mammifères pouvait se faire assez bien dans de l'air très-chargé d'acide carbonique, pourvu que la quantité d'oxygène qui s'y trouve soit en même temps très-considérable. Ainsi ils ont vu des lapins et des chiens vivre sans gêne dans de l'air contenant 17 et même 23 p. 100 d'acide carbonique, mais renfermant en même temps 30 ou 40 p. 100 d'oxygène. Comment concilier de pareils faits avec ceux qui résultent des expériences de Snow et notamment de celles de M. Collard de Martigny, qui a toujours vu la mort survenir en trois ou quatre minutes chez des animaux respirant dans une atmosphère composée de 79 parties d'oxygène et de 21 parties d'acide carbonique? Dans ces dernières expériences, serait-ce que l'acide carbonique n'aurait pas été pur, qu'il aurait été mélangé avec des traces d'oxyde de carbone, lequel oxyde de carbone, de l'avis général, possède des propriétés éminemment toxiques?.... Quoi qu'il en soit, nous devons dire avec M. Claude Bernard, que le danger ou l'innocuité de l'acide carbonique sont restés jusqu'à présent des questions d'opinion comptant des faits pour, des faits contre, et résolues en définitive par des appréciations qui n'ont jamais eu le caractère de démonstration. Les physiologistes modernes les plus autorisés ne sont pas plus d'accord que leurs devanciers, sur la question de savoir si l'acide carbonique possède ou non des propriétés toxiques. Ainsi, pour MM, Longet et Milne Edwards, ce gaz, essentiellement délétère, exercerait une action stupéfiante sur les centres nerveux.

Pour M. Claude Bernard, au contraire, l'acide carbonique serait dépourvu de propriétés toxiques et n'aurait par conséquent aucune action directe sur le système nerveux. Mais alors pourquoi fait-il mourir les animaux qui le respirent en certaine quantité, car il est un fait aujourd'hui acquis à la science et sur lequel tout le monde est maintenant d'accord, à savoir que l'acide carbonique tue infailliblement, dès que sa proportion dans l'atmosphère atteint 12 à 18 pour 100? M. Claude Bernard croit que ce résultat doit être expliqué par le mécanisme suivant : ses expériences tendent à prouver que la mort dans ces cas n'a pas lieu par empoisonnement, mais parce que la présence en excès de l'acide carbonique dans l'atmosphère rend les échanges impossibles entre les gaz du sang et le milieu ambiant surchargé de gaz carbonique ; le sang qui arrive dans les poumons est du sang veineux, c'est-à-dire déjà chargé d'acide carbonique ; or, le sang ne peut céder son acide carbonique et prendre l'oxygène que si le gaz extérieur présente des proportions inverses ; si l'air respiré se rapproche du gaz expiré, l'acide carbonique s'accumule dans le sang, et l'absorption de l'oxygène sera d'autant plus difficile qu'il ne saurait déplacer ni remplacer l'acide carbonique, qui est plus soluble dans le sang ; de telle sorte que l'acide carbonique, produit dans l'organisme, finit par s'accumuler outre mesure dans le sang, qui bientôt prend les caractères du sang veineux, et l'asphyxie survient (1). La conclusion générale à tirer des expériences de M. Claude Bernard serait que, dans une atmosphère suffisamment chargée d'acide carbonique, un animal meurt par privation d'oxygène, quelle que soit d'ailleurs la quantité de ce dernier gaz que renferme l'atmosphère.

On admet généralement aujourd'hui que les mélanges d'air et d'acide carbonique ne sont plus respirables dès que ce dernier y entre pour plus de 10 pour 100 ; déjà même on ressent quelque malaise dans un air vicié par la respiration, et dans lequel la proportion d'acide carbonique atteint seulement 1 pour 100. L'évanouissement et la perte du sentiment se manifestent d'ailleurs peu de temps avant la mort, ce qui permet souvent de ranimer, à l'air libre, un animal qui semblait complétement asphyxié par l'inhalation du gaz carbonique. Par suite de l'accumulation de l'acide carbonique dans le sang, celui-ci, avons nous dit, acquiert les caractères du sang veineux qui, à cet état, est impropre, ainsi que l'a montré Bichat, à entretenir régulièrement les fonctions nerveuses. Des troubles du côté des organes des sens surviennent *rapidement* et ouvrent le cortége des phénomènes d'asphyxie. L'action non vivifiante du sang veineux sur le système nerveux réagit d'ailleurs, par l'intermédiaire de ce système, sur les battements du cœur, qui, bien que persistants, n'en sont pas moins

(1) Claude Bernard, Leçons sur les effets des substances toxiques et médicamenteuses, p. 106.

altérés dans leurénergie et dans leur rhythme : elle se complique aussi de l'embarras apporté à la circulation capillaire, et *notamment à la circulation capillaire dans les poumons*. Ce sont même ces derniers phénomènes, conséquence immédiate du trouble nerveux sur la circulation, par suite de la non-oxygénation du sang, qui expliquent la *rapidité* de la mort, bien plutôt que la non-oxygénation du sang elle-même. L'absence d'oxygène, en modifiant la composition du sang, constitue, il est vrai, le point de départ et l'essence même de l'asphyxie; mais l'arrêt de circulation dans les poumons précipite le résultat.

Lorsqu'on fait périr un animal dans l'acide carbonique, on n'observe en général que des signes négatifs, c'est-à-dire qu'il meurt, ainsi que les expériences de Claude Bernard semblent l'établir, *par privation de l'air respirable*. Les animaux qu'on fait mourir, au contraire, dans l'oxyde de carbone, qui est un des gaz les plus toxiques que l'on connaisse, présentent des *convulsions* avant la mort, ce qui n'a pas lieu pour ceux qui succombent dans l'acide carbonique ; les convulsions constituent, comme on sait, un symptôme anormal, une expression pathologique spéciale à l'*empoisonnement*.

Le passage suivant relatif à des expériences fort curieuses que le Dr Serrao a faites, dans le courant du siècle dernier, sur les mofettes, nous paraît devoir être cité ici, parce qu'il trouve sa confirmation dans ce qui vient d'être dit : «Lorsque nous soumettions à l'influence d'une mofette, dit le Dr Serrao (1), des poulets, des pigeons et d'autres oiseaux, leur respiration paraissait

(1) Dr Serrao, Histoire du mont Vésuve, p. 324.

d'abord offensée, on les voyait se débattre vivement, comme pour s'échapper d'un endroit si dangereux, ensuite toute leur vigueur les quittait au bout de deux minutes, ou quelquefois un peu plus tard, et l'on eût dit *qu'ils s'abandonnaient à la mort ;* en les laissant dans le courant de la mofette, c'était autant de morts après deux ou trois minutes de plus. Quand ces différents oiseaux furent morts, nous les fîmes ouvrir. Leurs chairs paraissaient presque livides, et il s'était amassé dans leur gosier une espèce de bave, une matière séreuse et gluante(1). Faite sur des chiens, l'expérience réussissait de même, si ce n'est que les chiens mouraient plus difficilement. »

Enfin il ressort des considérations physiologiques qui précèdent que, malgré une certaine divergence d'opinions qui existe encore dans la science au sujet des propriétés toxiques de l'acide carbonique, ce gaz peut, par sa présence seule, déterminer les effets mortels que nous avons attribués aux mofettes, dont il constitue l'élément essentiel. Que l'acide carbonique agisse pour produire la mort, à la manière d'un véritable poison, ainsi que le veut M. Longet, ou bien que la mort arrive, comme le pense M. Claude Bernard, parce que l'acide carbonique s'oppose à l'absorption du gaz vital c'est-à-dire de l'oxygène, le résultat est toujours le même : dans le premier cas c'est une mort par *empoisonnement*, dans le second c'est une mort par *asphyxie*.

Il y a deux ordres de mofettes, avons-nous dit plus haut ; les *mofettes temporaires* et les *mofettes permanentes*.

(1) Toutes ces altérations anatomo-pathologiques ont été constatées par les observateurs modernes sur les animaux asphyxiés par de l'acide carbonique.

Jusqu'ici nous n'avons parlé que des premières. Nous allons maintenant dire quelques mots des secondes, c'est-à-dire des mofettes permanentes, dont l'origine et les caractères physico-chimiques sont tout à fait les mêmes que ceux des mofettes temporaires.

Indépendamment des phénomènes éruptifs intermittents du Vésuve, il existe dans la région connue par les anciens sous le nom de *champs phlégréens*, située à l'ouest de Naples, une série d'évents d'ordre secondaire, à manifestations continues et stratigraphiquement liés avec ce volcan. Ces bouches à demi éteintes témoignent encore aujourd'hui, par leurs exhalaisons persistantes, de leur ancienne activité. C'est aux émanations sortant de ces soupiraux volcaniques et formées par de l'acide carbonique plus ou moins pur, que nous réservons la dénomination de *mofettes permanentes*.

Les émissions de gaz carbonique sont, comme on le sait, le phénomène qui survit le plus longtemps aux éruptions volcaniques. Quand on veut trouver un dégagement abondant d'acide carbonique, ce n'est pas, ainsi que nous l'avons déjà fait remarquer, dans la cavité d'un cratère encore actif qu'il faut le chercher, mais plutôt dans des crevasses du sol, éloignées du foyer éruptif, ou bien encore dans des cratères à demi éteints.

Parmi les mofettes permanentes qu'on observe dans le rayon des champs phlégréens, nous signalerons surtout celles vulgairement connues sous le nom de *grotte du chien*, *grotte d'ammoniaque*, et le *lac d'Agnano*. Ces trois évents méphitiques se trouvent précisément situés, ainsi que l'a démontré M. Ch. Sainte-Claire Deville, sur le parcours des principales fissures partant du massif du Vésuve; ils sont par conséquent en rapport direct avec ce grand centre éruptif, qui les tient en quelque sorte sous sa dépendance.

La *grotte du chien* (en italien, *grotta del cane*, *bucco venenoso*) se trouve entre Naples et Pouzzoles sur le chemin qui conduit à cette dernière ville, et au pied d'une montagne extrêmement fertile, appelée autrefois *forum Vulcani* et *Leucogœi colles*, et de nos jours la *solfatara*. Les auteurs anciens en font souvent mention dans leurs écrits. Pline l'a eue évidemment en vue lorsqu'il dit : *Est locus in Puteolis lethalem spiritum exhalans* (1).

C'est une simple excavation, peu remarquable d'ailleurs, et fort petite : elle a environ 1 mètre et demi de haut et 3 mètres de profondeur sur 1 mètre de largeur, et ne peut guère contenir plus de trois personnes; elle a l'apparence et la forme d'un petit cabanon, dont les parois et la voûte seraient grossièrement taillées dans le tuf. Cette grotte renferme une fissure par laquelle sort du gaz acide carbonique, qui, plus pesant que l'air, forme une couche près du sol, et n'étend son influence qu'à une hauteur d'environ 2 pieds. Tout animal, que sa petitesse empêche de porter la tête au-dessus de la couche de gaz irrespirable, perd tout à coup le mouvement, et ne tarde pas à succomber. Les hommes peuvent s'y promener sans danger, tandis qu'un chien, dont la tête est plus voisine du sol, tombe bientôt asphyxié. C'est une expérience de cette nature, souvent répétée devant les visiteurs par le gardien de la grotte, qui a valu à celle-ci sa dénomination actuelle.

(1) « Il existe à Pouzzoles un endroit d'où s'exhalent des émanations mortelles. » Plin. Hist. Mundi, lib. II.

Il serait curieux de savoir à quelle époque remonte l'apparition de cette mofette, si renommée des anciens et des modernes : on ne peut rien fixer à cet égard. Il est probable que son origine se perd dans la nuit des temps. Les effets pernicieux de ses exhalaisons étaient déjà fort connus du temps des Romains. Nous avons dit que Pline en parle dans son *Histoire du monde*, comme d'une chose existant depuis longtemps. On sait également que Tibère y fit mourir deux de ses esclaves. Quant à la connaissance de la nature chimique des émanations de cette grotte, elle date de la seconde moitié du XVIIIe siècle. Avant cette époque, on attribuait les funestes effets de la grotte du chien à ce que l'air avait perdu son élasticité. Voici, d'après Spallanzani, la quantité relative des divers gaz qui, de son temps, composaient le fluide méphitique de cette grotte : 10/100 d'air vital ou oxygène, 40/100 d'air fixe ou acide carbonique, et 50/100 d'air phlogistique ou azote; la température y était de 20 à 22° Réaumur.

Le 20 juillet 1856, M. Sainte-Claire Deville a trouvé la température du gaz, à la grotte du chien, de 29 degrés centigrades, et sa teneur en acide carbonique a varié entre 74 et 78 pour 100, le reste étant de l'air pauvre en oxygène.

A peu de distance de la grotte du chien, se trouve une autre grotte à exhalaisons délétères, surnommée la *grotte d'ammoniaque*, probablement parce qu'on a cru y découvrir des traces de ce gaz. L'intérieur de cette grotte a l'aspect d'une fosse à peu près carrée, d'un mètre de profondeur, que recouvre une voûte de maçonnerie, haute de 3 mètres environ. On y pénètre par une petite porte, que le gardien ouvre en exigeant une rétribution. La découverte de cette grotte est toute moderne. Un des oncles du dernier roi de Naples faisait construire, près du lac d'Agnano, un pavillon pour la chasse au canard sauvage, lorsque les ouvriers se sentirent suffoqués par des émanations gazeuses qui s'échappaient du sol; on analysa ce gaz, et l'on reconnut qu'il était formé en grande partie d'acide carbonique. Comme à la grotte du chien, ce gaz séjourne à la surface du sol. Les mêmes phénomènes s'y produisent. Les animaux que l'on soumet à son influence y sont beaucoup plus rapidement asphyxiés. D'après M. Ch. Deville, la température oscille entre 19 et 32 degrés centigrades. L'analyse de ce gaz, faite en 1856, lui a donné 85 pour 100 d'acide carbonique. M. Fouqué lui a trouvé, en 1865, la composition suivante :

Acide carbonique........	97,47
Oxygène...............	0,52
Azote................	2,01
	100,00

Tout à fait dans le voisinage de la grotte du chien et de la grotte d'ammoniaque, on observe le *lac d'Agnano*, dont le lit passe pour avoir été autrefois la bouche d'un volcan (1); il se présente aujourd'hui sous la forme d'un bassin circulaire creusé en entonnoir, figure ordinaire des cratères; il est environné de tous côtés par un rempart escarpé de matières volcaniques. Du fond

(1) Quelques-uns des anciens cratères, situés dans la région des champs phlégréens, se sont remplis d'eau et constituent aujourd'hui autant de lacs d'une circonférence plus ou moins grande.

de ce lac et de ses bords se dégage une quantité considérable de gaz méphitiques qui occasionnent souvent la mort des animaux qui s'en approchent. Voici l'analyse des émanations qui sortent des eaux du lac d'Agnano, faite par M. Ch. Sainte-Claire Deville :

	Juillet 1856.	Mai 1857.	Janv. 1862.
Acide carbon. p. 100 du gaz total.	98,0	97,6	99,8

Telles sont les trois principales mofettes permanentes qu'on rencontre dans les champs phlégréens. Les historiens de l'antiquité nous apprennent, que d'autres manifestations du même genre se faisaient autrefois remarquer dans ces lieux, si profondément bouleversés par une série d'éruptions. Le lac *Averne*, situé près de Pouzzoles, actuellement aussi riant que salubre, exhalait, à ce qu'il paraît, dans les temps passés, des vapeurs méphitiques, telles que celles qui sortent aujourd'hui du lac d'Agnano.

Virgile, ce poëte si exact et qui connaissait si bien les environs de Naples, nous dit d'une manière précise d'où ce lac avait tiré son nom ; il le fait dériver du mot grec ἄορνος, sans oiseaux (1), parce qu'on prétendait que les oiseaux ne pouvaient s'approcher de ce lac sans être asphyxiés. Lucrèce nous fournit également des détails aussi curieux que pittoresques sur la dénomination du lac Averne : « Expliquons maintenant, dit-il, la nature de ces lieux funestes, de ces lacs nommés *Avernes*. D'abord, ce nom leur a été donné parce qu'ils sont mortels pour les oiseaux ; en effet, quand les habitants de

(1) Unde locum Graï dixerunt nomine Aornon (Enéide, liv. VI).

l'air sont arrivés directement au-dessus de ces lieux, ils semblent avoir oublié l'art de voler ; leurs ailes n'ont plus de ressort; ils tombent sans force, la tête penchée, ou sur la terre, ou dans les eaux, si c'est un lac qui leur donne la mort. Tous ces effets sont naturels, et l'on peut en trouver les causes sans s'imaginer que ces lieux soient autant de portes du Tartare par où les divinités infernales attirent les âmes sur les bords de l'Achéron. » Et, dans un autre endroit, voici les raisonnements que fait sur le même sujet ce poëte philosophe : « Ainsi, les lieux nommés *Avernes* ne sont mortels pour les oiseaux que par les émanations délétères qui s'élèvent du sein de la terre dans les airs, et empoisonnent, pour ainsi dire, une partie de l'atmosphère. A peine les oiseaux sont-ils arrivés dans cette région infectée que, tout à coup embarrassés dans les lacs de ce poison invisible, ils tombent dans l'endroit où l'exhalaison dirige leur chute, et, quand ils sont étendus, la même exhalaison, plus proche et plus active, chasse de leurs membres les restes de la vie (1). » Cette opinion des auteurs anciens, prétendant que les oiseaux ne pouvaient même pas voler au-dessus des eaux du lac Averne, sans être profondément atteints par les émanations malfaisantes qui s'en exhalaient, est tout au moins risquée. Loin de reposer sur des faits bien observés, elle se ressent de la tendance des esprits, à cette époque, de tout exagérer outre mesure, et de donner aux choses les plus simples un caractère mystérieux. Si l'on suppose que les exhalaisons du lac Averne étaient véritablement de la nature de celles qui se dégagent actuel-

(1) Lucret., liv. VI, p. 377 et 379 ; édit. de M. de Lagrange.

lement du lac d'Agnano, on pourrait tout au plus admettre que les oiseaux fuyaient les bords de ce lac dangereux, et que les espèces aquatiques évitaient d'en fréquenter les eaux. Quoi qu'il en soit, l'imagination des anciens attachait une sombre légende au lac Averne. Après les éruptions primitives, d'épaisses forêts avaient couvert le flanc des collines qui l'entourent, et, au milieu de leurs profondes ténèbres, Homère avait placé la demeure des Cimmériens. Une sorte de mystère et d'horreur qui devait en résulter, n'avait pas peu contribué à mettre ce lieu en grande vénération dans l'antiquité. Si l'on ajoute à ce tableau les effets funestes qu'on attribuait aux émanations de ce lac, dont les eaux étaient mortelles aux poissons, et sur lequel les oiseaux ne pouvaient, dit-on, passer sans être frappés de mort, on comprendra facilement qu'il n'en fallut pas davantage pour faire du lac Averne l'entrée des enfers. Les prêtres ne manquèrent pas de tirer parti d'un lieu si propre à inspirer des idées de terreur. Bientôt on y dressa des temples aux dieux infernaux, et la Sibylle ne tarda pas à prophétiser du fond d'un antre ténébreux (1). Virgile en fait le lieu terrible où une Sibylle conduit son héros jusqu'aux portes de l'enfer; il ne manque pas, lorsqu'Enée va chercher le rameau d'or dans la forêt voisine, de faire élever très-haut, au-dessus du lac, les deux colombes qui servaient de guides au Héros.

Aujourd'hui les forêts ont disparu, les poissons peuvent vivre et se multiplier dans le lac, et l'oiseau franchit sans crainte un large bassin bleu, dont les bords,

(1) On voit encore aujourd'hui, sur la rive occidentale du lac l'entrée d'une grotte profonde, dite l'*Antre de la Sybille.*

bien que cultivés et découverts, offrent encore un aspect solitaire et mystérieux qui tient assez de son ancien caractère.

S'il fallait en croire quelques auteurs du moyen âge, le lac Averne aurait donné lieu, dans des temps plus rapprochés de nous, à certaines manifestations délétères, qui rappelleraient, jusqu'à un certaint point, celles qui l'ont rendu si célèbre dans l'antiquité. Le fait suivant, consigné dans le *Traité des fontaines et des lacs*, du célèbre Boccace, mort en 1375, viendrait à l'appui de cette assertion : « J'ai vu moi-même, dit cet auteur, du vivant de Robert, roi de Jérusalem et de Sicile, une si grande abondance de poissons jetés sur les bords de ce lac, que la chose paraissait tenir du prodige; ils étaient tous morts et intérieurement noirs, et infectaient de l'odeur de soufre, à tel point qu'aucun animal n'aurait voulu en goûter. Les gens les plus experts du pays étaient persuadés qu'à cette époque, il s'était exhalé dans le lac des veines d'un soufre si violent que les poissons en périrent (1). »

(1) Les environs du lac Averne furent bouleversés au commencement du XVIe siècle par une terrible éruption, pendant laquelle fut soulevé le *Monte-Nuovo*, dans le golfe de Baïa. Le souvenir de ce qui s'est passé de plus saillant dans le cours de cette crise épouvantable, arrivée en 1538, nous a été conservé dans deux ralations, écrites, l'une par Antonio delli Falconi, et l'autre par Giacomo di Toledo, tous deux contemporains et témoins oculaires de l'évènement. Nous croyons devoir extraire de ces relations les passages suivants qui se rapportent à notre sujet d'étude : «..... Les habitants de Pouzzoles en furent tellement effrayés, dit Antonio delli Falconi, qu'ils abandonnèrent leurs foyers; ils fuyaient la mort, la terreur dans les yeux; les uns avaient leurs enfants dans leurs bras, les autres portaient des sacs remplis de leurs effets; là, on conduisait des ânes à Naples, chargés de familles entières saisies de terreur; ici, on transpor-

Comme tous les pays qui ont été agités par les volcans, la France méridionale possède aussi ses *mofettes permanentes*. C'est principalement en Auvergne et dans le Vivarais qu'on rencontre de ces dégagements méphitiques tout à fait analogues à ceux des champs Phlégéens. Il existe près d'Aigueperse (Auvergne) une source d'acide carbonique d'une abondance telle qu'elle produit des accidents en pleine campagne. Le gaz sort par de petits enfoncements de terrain sur les bords desquels la végétation est très-belle : les insectes, les petits animaux, attirés par la richesse de la verdure, viennent s'y mettre à couvert et tombent asphyxiés ; leurs cadavres attirent les oiseaux, qui périssent également. Enfin arrivent les bergers du voisinage qui, connaissant le danger, retirent de loin ces animaux, et font ainsi, sans frais, une chasse souvent fructueuse.

tait *une quantité d'oiseaux de toute espèce, qui étaient tombés morts au commencement de l'éruption ;* ailleurs, *on portait des poissons qu'on trouvait en grand nombre sur le rivage de la mer qui était à sec sur un espace considérable.....* Beaucoup de gens allèrent contempler ce phénomène de la nature le dimanche suivant 6 octobre (l'éruption commença le 29 septembre 1538); quelques-uns d'entre eux étaient à mi-côte de la montagne, d'autres étaient parvenus plus haut, lorsqu'il survint, deux heures après le coucher du soleil, une éruption si subite et si affreuse, avec une si grande quantité de fumée que *plusieurs de ces malheureux furent suffoqués, quelques-uns même n'ont jamais été retrouvés. On m'a assuré que le nombre des étouffés et de ceux qui manquaient allait jusqu'à 24.....* » Giacomo di Toledo parle des mêmes faits en ces termes : « *Les gens s'emparaient sans peine d'un nombre infini d'oiseaux de toute espèce, couverts d'une boue sulfureuse.....* L'éruption cessa le troisième jour; le quatrième jour elle recommença, mais le septième elle fut encore plus forte, cependant pas si violente que la première nuit. Ce jour-là, beaucoup de gens, qui se trouvèrent malheureusement sur la montagne, *furent subitement étouffés par la fumée et trouvés morts sur la place.* »

L'ancien volcan de Saint-Lager, près du hameau de Neyrac (Vivarais), garde encore, cachés dans ses entrailles, des débris de son incandescence passée. On y remarque trois petites excavations par où s'exhalent des quantités quelquefois considérables d'acide carbonique. Ces excavations sont connues sous le nom de *Puits de la Poule*, parce que c'est ordinairement sur un animal de cette espèce qu'on expérimente, pour faire constater aux voyageurs la malignité de ces émanations.

De semblables exhalaisons s'observent dans d'autres parties de l'Europe, présentant des traces d'un travail volcanique ancien. Ainsi, on trouve dans les bois qui entourent le lac *Laacher*, près du Rhin, un dégagement souterrain d'acide carbonique qui, par la disposition de l'emplacement et par ses effets, rappelle tout à fait la grotte du chien des environs de Naples. En Hongrie, il existe également un endroit appelé *Ober-Rauscheubach*, remarquable par des exhalaisons carboniques qu'on y observe depuis les temps les plus anciens.

§ II. — *Effets sur les végétaux.*

Nous venons d'étudier les influences diverses exercées par les éruptions du Vésuve sur l'homme et les animaux. Il nous reste maintenant à examiner les effets de ces éruptions sur le règne végétal. Les chroniques du Vésuve sont très-pauvres sur cette dernière question ; celles qui se rapportent surtout aux anciens paroxysmes de ce volcan gardent le silence le plus absolu. L'attention n'a été appelée sur ce point qu'à partir de la grande éruption de 1737, qui ravagea toutes les campagnes voisines de la montagne. A dater de cette époque, la plupart des historiens des crises vésuviennes signalent des faits, tendant à établir que les émanations volcaniques n'agissent pas moins énergiquement sur les végétaux que sur les animaux. Mais les récits de ces faits sont si courts et si incomplets qu'il y a véritablement peu de chose à en tirer; ils servent uniquement à établir le fait principal, qu'il y a eu des altérations végétales à la suite de ces éruptions. Quant aux circonstances physiques ou autres qui ont accompagné l'événement, ils ne nous apprennent rien de précis. Nous allons rapidement exposer ici tout ce qui nous a été transmis à ce sujet, nous réservant de compléter l'étude de cette question lorsque, dans la seconde partie de ce travail, nous nous occuperons des faits de même nature observés l'an dernier à Santorin.

L'éruption de 1737, que nous avons à considérer d'abord, a été assurément une des plus terribles parmi celles dont les annales du Vésuve nous ont gardé le souvenir. Commencée, le 20 du mois de mai, c'est-à-dire dans un moment où la végétation était en pleine activité, elle donna lieu à de vastes courants de lave qui portèrent la désolation dans différents cantons cultivés, et réduisirent en cendre les plantations d'arbres qui se trouvèrent sur leur route. Mais nous n'avons pas à parler de ces dégâts, produits par une cause toute mécanique, c'est-à-dire par des torrents de feu qui détruisent et brûlent ce qu'ils rencontrent. Nous avons eu le soin de faire observer dans nos prolégomènes, que nous n'étudierons que les altérations végétales occasionnées soit par l'action de certains produits gazéiformes, soit par les cendres volcaniques agissant dans des conditions tout à fait spéciales.

Or, dans l'excellent ouvrage du Dr Serrao, déjà cité, nous trouvons des détails fort intéressants et qui répondent parfaitement au point de vue où nous nous sommes placé. « Lors de l'éruption du Vésuve, en 1737, dit cet auteur (1), on a remarqué que généralement les feuilles des arbres étaient rissolées; quand on les frottait entre les doigts, elles s'en allaient en poussière. Les fruits se trouvaient à peu près dans le même cas, excepté que *le côté où ils avaient reçu le premier choc des cendres encore bouillantes*, *paraissait toujours plus altéré que les autres parties*. Les arbres les plus robustes n'avaient pas moins souffert que les plus tendres arbrisseaux ; quelque temps après l'éruption on vit repulluler des bourgeons et des jets de verdure plutôt du gros des branches que du sommet, parce que le sommet était mort sans ressource.... Les arbres les plus maltraités furent les pommiers, les poiriers et les pruniers. Après eux venaient les peupliers, les figuiers et la vigne. Les orangers et les oliviers avaient beaucoup moins souffert; leur cime brûlée annonçait pourtant la malignité du fléau général. Quant aux sorbiers, ils ne paraissaient pas avoir été attaqués; la fermeté ou plutôt la figure et la situation de leurs feuilles, les avaient sauvés de l'orage. Le lierre était dans le même cas, sans doute aussi pour les mêmes raisons; de plus, les arbres et les murailles qui lui servaient de soutien, pouvaient encore défendre sa verdure contre une grêle si terrible. »

Le même auteur fait ensuite remarquer que le plus *grand dommage provenait de la cendre la plus menue*. « Le

(1) Dr Serrao, Histoire du mont Vésuve, trad. par Duperron de Castera. Paris, 1741 ; p. 281.

« mal augmenta, dit-il, lorsque cette cendre fut arrosée « d'eau de pluie; car il s'en formait une pâte qui, s'at- « tachant avec opiniâtreté sur les fruits et sur les feuilles, « les gâtait entièrement; au lieu que les très-petites pier- « res et les lapilli n'avaient pas le temps d'y porter la « corruption, parce que leur poids les faisait immédia- « tement tomber par terre.... » « Le 5 et le 6 juin, ajoute-t-il, nous eûmes beaucoup de pluie. Pour lors le torrent de lave exhala de toutes parts une fumée très-blanche qui empêchait de distinguer les objets les plus voisins; elle répandit dans les environs de Torre del greco *une violente odeur de soufre, odeur* qu'on n'avait point encore sentie, du moins dans ces lieux-là, ni avant l'éruption, ni pendant sa durée. Cette vapeur sulfureuse infecta un espace de six cents pas environ, *et endommagea les feuilles et les fruits naissants des arbres d'alentour.* Une seconde pluie, qui tomba quelques jours après, fit fumer de nouveau le torrent de lave; elle ne produisit pas, comme la première fois, cette vapeur sulfureuse, mais il s'exhala du torrent une odeur infecte qui occasionnait de violentes douleurs de tête... »

Il résulte de ces divers passages que le Dr Serrao, a non-seulement constaté, pendant l'éruption de 1737, des altérations sur un grand nombre de végétaux, mais encore qu'il a su, grâce à son esprit éclairé et perspicace, rattacher ces altérations à l'action des cendres volcaniques et à celle de certaines vapeurs provenant des coulées de lave, ces phénomènes s'étant surtout manifestés pendant les jours de pluie.

L'observation ultérieure et l'étude attentive des faits de Santorin ont pleinement justifié cette manière de voir du savant médecin de Naples, ainsi qu'il sera démontré plus tard. L'assertion du Dr Serrao ne tarda pas à être admise par les auteurs contemporains. Elle a même été fort ingénieusement développée par le P. Gaetan d'Amoto (1), dans ses *Opinions sur le Vésuve.* Voici comment ce dernier auteur s'exprime en parlant des phénomènes éruptifs de 1737 : « Une pluie très-fine mêlée de cendre occasionna de grands dommages dans les environs du Vésuve, surtout entre cette montagne et la ville de Nole, vers laquelle le vent soufflait. Les habitants virent dessécher et brûler jusqu'à la racine, les différents végétaux des jardins et des campagnes ; c'est un fait dont il reste encore beaucoup de témoins oculaires. On dira peut-être que cette pluie ne contenait qu'une chaleur passagère, qui lui avait été communiquée par les flammes du milieu desquelles elle s'était élevée. Mais si la chose eût été ainsi, qui pourrait croire que cette pluie, portée à des distances de plusieurs milles, n'eût pas été dépouillée de sa chaleur, ou par le vent, ou par le froid de l'atmosphère? Il faut donc dire que cette pluie ravagea les campagnes par la qualité destructive et caustique qu'elle avait prise dans le lieu d'où elle sortait... »

L'éruption de 1754 paraît n'avoir exercé aucune action sur les végétaux ; mais il faut dire qu'elle a eu lieu en plein hiver (décembre et janvier), c'est-à-dire à une époque où la végétation sommeille. Au contraire, les manifestations éruptives de 1759, qui se prolongèrent pendant trois années de suite, firent éprouver, d'après Gaetano de Bottis, de grands dommages aux campagnes

(1) Opinions sur le Vésuve, par le P. Gaetan d'Amoto, professeur de philosophie à Naples; 1756.

voisines; les moissons et les vignes principalement en souffrirent beaucoup.

Sir William Hamilton nous fait connaître aussi qu'en 1766 et en 1779, les cendres volcaniques nuisirent considérablement aux vignobles situés aux environs du Vésuve. « J'ai été informé, dit-il en parlant de l'éruption de 1779, que, le 5 août, la fumée sulfureuse était si violente, que plusieurs oiseaux furent suffoqués dans leurs cages et que les *feuilles des arbres au voisinage de Somma et d'Ottajano furent couvertes de sels blancs très-corrosifs*..... Un garde-chasse de Sa Majesté Sicilienne, qui était au milieu des champs, près d'Ottajano, pendant le plus fort de l'éruption, fut très-surpris de *se sentir le visage et les mains brûlés par les gouttes de pluie*.... » (1). Ce dernier point mérite d'être noté : il viendra à l'appui de la thèse que nous soutiendrons plus loin, à savoir que les lésions végétales, observées dans le cours des éruptions volcaniques, sont produites par des substances chargées de sels caustiques, dont l'action se fait sentir d'une manière bien plus énergique, lorsqu'elles sont imprégnées par l'eau de pluie ou de rosée.

Breislak, dans ses *Voyages physiques et géologiques*, raconte que les effets de l'éruption qui eut lieu en juin 1794, furent non moins funestes pour les végétaux que pour les animaux. « Des terrains, dit-il, qui peu de jours auparavant présentaient l'aspect le plus riant et étaient enrichis de toutes sortes de fruits, prirent l'aspect que leur eût donné l'hiver le plus rigoureux. L'espérance, heureusement, envisageait l'avenir et y trou-

(1) Œuvres complètes de William Hamilton, traduct. par l'abbé Girand-Soulaire. Paris, 1781 ; p. 260 et 266.

vait des consolations; « car la cendre est un admirable « engrais, et quoiqu'on regrettât les fruits et la vendange « perdus, on espérait que l'extrême abondance des ré-« coltes suivantes en dédommagerait. » Comme il n'y a dans ces cendres aucun principe funeste à la végétations, leurs mauvais effets sont purement mécaniques. « Mêlées à l'eau de la pluie, comme il arriva dans cette « éruption, elles forment une pâte qui, accumulée en « grande quantité sur les végétaux, en détruit par son « poids les organes les plus tendres, et comprime leurs « rameaux qui se courbent ou se cassent suivant la na-« ture de leurs fibres. Elles forment en outre, et surtout « sur les feuilles et les fruits, une croûte qui absorbe un « plus fort degré de calorique et le retient plus long-« temps, ce qui empêche la transpiration de la plante « et en détruit l'économie » (1).

Ainsi, d'après Breislak, l'action des cendres volcaniques sur les plantes serait plutôt mécanique que chimique.

Il nous sera facile de démontrer expérimentalement, et par l'examen attentif des faits survenus depuis, que l'assertion du savant géologue romain ne repose sur aucune donnée sérieuse et bien établie. Mais le même passage cité plus haut contient une autre allégation qui doit être admise comme parfaitement exacte, car elle est confirmée depuis longues années par l'observation, à savoir que « la cendre volcanique est un excellent engrais « et favorise admirablement la fertilité des terrains où « elle tombe. » Cette propriété des cendres volcaniques

(1) Breislack, Voyages physiques et géologiques dans la Campanie, traduct. par J. de Pommereuil. Paris, 1801; t. I, p. 213.

était très-connue des anciens. Strabon, parlant des cendres de l'Etna (1), attribue à celles-ci l'étonnante fécondité des champs de la Sicile. « Les cendres volcaniques, dit sir William Hamilton (2), détruisent les feuilles et sont très-nuisibles à la végétation pour une ou deux générations; « mais en général elles sont cer-« tainement d'une grande utilité à la terre et devien-« nent une des causes principales de la grande fertilité « qui est très-sensible dans le voisinage des volcans. » Les pentes du Vésuve alimentent une saine et vigoureuse population de 85,000 individus environ ; quant aux collines et aux plaines adjacentes, elles doivent, sans aucun doute, les qualités éminemment productives de leur sol aux cendres rejetées par de précédentes éruptions. Ces cendres, dans la composition desquelles il entre des proportions considérables *de potasse* et *de soude*, excitent dans les champs une fertilité prodigieuse, lorsqu'au bout de quelque temps elles se sont bien mêlées avec la terre.

Un peu plus loin, Breislak, rendant compte des mofettes qui se déclarèrent lors de l'éruption de 1794, constate que ces exhalaisons étendirent leur funeste influence jusque sur les végétaux. « C'était un bien lugubre spectacle, dit-il, que celui de voir de vastes étendues de terres dans le plus bel état de végétation, devenir en peu de jours la proie d'un autre fléau, et « être dépouillées de toute leur verdure et de leurs ar-« bres par l'action meurtrière des mofettes... Un phénomène bien extraordinaire, ajoute-t-il, est que cette va-

(1) Lib. V, p. 413.
(2) Ouvrage cité, p. 33.

peur méphitique, qui détruit toute végétation et fait périr en peu de jours les racines des plantes et des arbres, ne fasse aucun mal aux oliviers ni aux poiriers. C'est là un fait confirmé par tous les cultivateurs de ce pays, et que j'ai vérifié maintes fois, en voyant dans toute leur vigueur ces deux sortes d'arbres, au milieu de la destruction générale de toutes les autres plantes. Ayant examiné le gaz de ces mofettes par les méthodes ordinaires, je l'ai trouvé composé de gaz acide carbonique, de gaz azote avec quelque dose d'acide sulfurique, comme le démontre le précipité de la baryte par la solution du muriate de baryte. Le mauvais effet de cette vapeur sur les plantes doit donc peu surprendre, depuis qu'on connaît combien l'acide carbonique est contraire à la végétation.... » (1) L'opinion exprimée par Breislak, relativement à l'action des mofettes sur les végétaux, était partagée par la plupart des auteurs du XVIIIe siècle. Le Dr Serrao parle en ces termes des mofettes qu'il a observées en 1737. « Depuis, les mofettes causèrent beaucoup de dommages dans la campagne. On voyait les herbes, les vignes, les peupliers, les figuiers et d'autres grands arbres, tomber d'abord en langueur, puis enfin se dessécher, soit que le poison attaquât les racines, soit que les feuillages seuls en ressentissent l'atteinte. » L'abbé Meccati dit également dans son *Racconto storico filosofico del Vesuvio* (p. 713) : « Les mofettes peuvent produire des dégâts considérables dans les campagnes; elles dessèchent l'herbe, les arbres et les vignes... » Hâtons-nous de dire que cette opinion ne saurait être soutenue dans l'état actuel de la science.

(1) Breislak, loc. cit., p. 220.

Les mofettes, telles que nous les avons considérées, c'est-à-dire essentiellement formées par de l'acide carbonique, loin de nuire à la végétation, doivent, au contraire, l'activer d'une manière très-sensible, car elles fournissent un des éléments indispensables à la nutrition des plantes. En effet, la physiologie végétale nous apprend que le phénomène principal de la respiration des plantes consiste dans la décomposition, sous l'influence de la lumière solaire, de l'acide carbonique absorbé par les feuilles dans l'atmosphère, ou puisé par les racines dans le sol ou dans les engrais. Cette décomposition s'effectue uniquement dans les parties vertes. L'oxygène est exhalé, tandis que le carbone, se combinant avec les éléments de l'eau, va former les principes immédiats dont se composent les tissus fondamentaux de la plante. Aussi nous n'hésitons pas à penser que les lésions végétales, attribuées par Breislak et ses prédécesseurs à l'action des mofettes, ont été produites de la même manière que celles dont il a été question précédemment.

Les éruptions du XIXe siècle n'ont pas été moins préjudiciables aux végétaux que celles du XVIIIe. M. Monticelli, qui a si bien décrit les manifestations éruptives de 1822 et 1833, nous apprend que les plantes herbacées furent complétement détruites en 1823 sur un rayon d'environ cinq milles autour de la montagne, et que les arbres fruitiers de la partie méridionale et de la partie orientale souffrirent considérablement de la projection des cendres (1). Le même auteur, dans un

(1) Storia de Fenomini, avvenuti nel corso degli anni 1821, 1822 et 1823, di Monticelli, secretario perpetuo della R. Academia delle scienze di Napoli, etc., p. 136.

mémoire lu le 7 juin 1835, à la séance de rentrée de l'Académie des sciences de Naples, signale les faits suivants, observés lors de l'éruption de 1833. « Une fumée, « dit-il, chargée d'acide chlorhydrique et d'une pous- « sière très-fine, montait du cratère. Cette fumée, ces « cendres et l'eau qui s'y trouvait souvent mêlée, atta- « quèrent d'une façon très-sensible, non-seulement les « jeunes pousses des différentes plantes, mais même les « fruits, le feuillage des mûriers et les vignes. Vers le milieu du mois de mai survint un phénomène remarquable : la colonne de fumée s'élevait sous la forme d'une traînée nuageuse, jusque dans les parties supérieures de l'atmosphère; or, quand le vent soufflait au sud, à l'ouest ou à l'est, une vapeur grise, peu épaisse, sortait du cratère : elle semblait venir des flancs du cône, et se répandant dans les lieux inférieurs, nuisait beaucoup à la végétation. Elle desséchait les plantes jusqu'à la mer, et, de l'autre côté du Vésuve, elle occasionnait les mêmes ravages dans toutes les campagnes situées au pied de la montagne. Aussi ne récolta-t-on, cette année-là, que peu de fruits et peu de vin dans toute cette contrée voisine du Vésuve, et surtout dans les parties supérieures... Le vulgaire, fait ensuite remarquer M. Monticelli, croit que ces dommages, éprouvés par les jeunes pousses, par les fruits et par le feuillage des arbres, sont l'effet de l'eau bouillante qu'ils s'imaginent avoir vu tomber; mais pour nous, pour beaucoup de nos académiciens, qui avons vu ces pluies, nous pensons autrement, et ce qu'on attribue à ces pluies n'est en réalité que l'effet d'un acide» (1).

(1) Atti della Reale Accademia delle scienze di Napoli, t. V, parte II, p. 187.

L'éruption de 1850 fit également périr toute la végétation herbacée ainsi que les plantes céréales et potagères des environs du Vésuve. Dans une lettre, adressée à M. Arago par M. le capitaine de vaisseau Bailleul, et relative à cette éruption, nous trouvons le passage suivant : « La lave vomie s'est arrêtée dans une grande plaine, où elle forme un pont terminé presque régulièrement comme un rempart cyclopéen, dont la hauteur moyenne est d'au moins 5 mètres. Dans cette plaine se trouvent çà et là « des pins dits parasols ; ils sont tous « morts, même à des distances de plusieurs centaines « de mètres. Serait-ce parce que leurs feuilles auraient « respiré les vapeurs qui, même deux mois après l'éruption, se dégageaient abondamment de cette grande « masse de laves ?... (1) »

Dans leur savant mémoire sur l'*éruption du Vésuve du mois de mai* 1855, MM. les professeurs L. Palmieri et A. Sacchi, racontent, de la manière suivante, les effets de cette éruption sur les végétaux. « Les plantes qui se trouvaient près du parcours de la lave souffrirent toutes de l'action des acides ; les feuilles et les extrémités des jeunes branches séchèrent complétement. Dans les lieux situés plus bas, où les fumerolles peu nombreuses ne restèrent pas longtemps en activité, les arbres eurent vite de nouvelles pousses, tandis que le long du *val Vetrana*, ils essayèrent vainement de reprendre leur vigueur ; les nouvelles feuilles et les nouveaux bourgeons, dès leur naissance, étaient attaqués par les exhalaisons acides des fumeroles ; aussi, vers la fin d'oc

(1) Comptes-rendus des séances de l'Académie des sciences de Paris, t. XXXI, p. 8.

tobre, quelques-uns montrèrent une verdure tendre, comme dans les premiers jours d'avril. Les châtaigners perdirent leurs petites pousses puis leurs feuilles; les figuiers perdirent leurs feuilles, mais conservèrent leurs fruits jusqu'à la mi-octobre, pour les laisser tomber alors, gâtés sur le sol. Les pampres de la vigne et les grappes en fleur se couvrirent de petites taches et se desséchèrent, tandis que les grappes déjà formées restèrent vertes et saines; ainsi, à l'Ermitage, toutes les grappes qui avaient échappé à l'action des acides, échappèrent aussi au terrible oïdium, qui ne les attaqua que vers la fin de juillet. Tous les végétaux ne souffrirent pas également : le mûrier, par exemple, et l'*artemisia variabilis* furent à peine atteints, tandis que le châtaignier, le pommier et le nard indien furent très-maltraités. « A la suite des pluies, l'action destructive « des exhalaisons volcaniques devint plus sensible et « plus rapide, soit que l'eau déposât sur les végétaux « une plus grande quantité de substances nuisibles, » soit que les solutions acides prissent plus de force, soit « que les pluies fissent dégager une quantité plus con- « sidérable de fumée mêlée surtout à l'acide chlorhy- « drique; » le fait est que les animaux refusaient de paître l'herbe du *Val Vetrana* après la pluie; et les plantes, qui jusqu'alors avaient résisté, ressentirent, à leur tour, dans le mois de novembre, l'action des acides provenant des fumerolles du *Val Vetrana*... » (1).

Enfin il résulte des observations consignées dans un rapport sur les phénomènes éruptifs de 1861, rapport

(1) Mémoire sur l'éruption du Vésuve du mois de mai 1855, par les professeurs L. Palmieri et A. Scacchi, membres de l'Académie des sciences de Naples, etc.; in-4, p. 122.

présenté à l'Académie des Sciences de Naples, par une commission de savants nommée à cet effet, que cette éruption, qui a duré à peine un mois (décembre 1861), fit périr en quelques jours toutes les plantes cultivées dans les jardins voisins de *Santa Maria del Principio*, telles que les plantes légumineuses, les fleurs, etc. (Voir dans *Rendiconto del* 1862 : *Intorno all'incendio del Vesuvio cominciato il dì* 8 *decembre* 1861 *Relazione*, page 34).

CHAPITRE II.

ÉRUPTIONS DE L'ETNA.

§ 1. — *Effets sur l'homme et sur les animaux.*

Après le Vésuve, l'Etna est, sans contredit, le volcan le plus remarquable de l'Europe. Ses éruptions remontent aux temps les plus reculés de la tradition. Les historiens, les poëtes grecs et latins le signalent comme vomissant des torrents de feu et de fumée. Les cyclopes, d'après la légende, avaient établi leurs forges dans ses cavernes ; son cratère, dit Pindare, ressemble à la vaste cheminée d'une fournaise. Encelade, le plus puissant des Titans, enseveli sous la montagne, était, selon la fable, la cause des éruptions de l'Etna. Toutes les fois que le géant se remuait, il faisait jaillir des flammes ou bouleversait la terre et les eaux.

« ... L'Etna, dit Virgile, tonne dans ses effroyables convulsions ; tantôt lançant vers le ciel les tourbillons d'une fumée noire et épaisse, il roule des globes enflammés ; tantôt vomissant des rocs de ses entrailles ardentes, il mugit, rassemble dans les airs les pierres calcinées, et bouillonne au fond de ses abîmes. » (1)

En dépouillant les récits de l'antiquité des idées mythologiques qu'ils renferment, on y trouve le témoignage certain de la violence des éruptions de l'Etna, pendant les siècles qui ont précédé l'ère chrétienne. Le

(1) Enéide.

silence que garde Homère sur les feux de l'Etna fait supposer que, de son temps, il était dans le même état de calme que le Vésuve au temps de Strabon.

La plus ancienne crise de l'Etna, connue dans l'histoire, paraît être celle qu'a citée Diodore de Sicile; mais cet historien n'en mentionne pas la date; il dit seulement que cette éruption força les Sicaniens, les premiers habitants de la Sicile, à déserter la partie orientale de l'île et à se retirer dans la région occidentale. Thucydide parle de trois éruptions, arrivées de son temps, dont la première eut lieu vers la 55e olympiade (560 ans avant J.-C.), la seconde dans la 75e (476 ans avant J.-C.) et la troisième dans la 88e (425 ans avant J.-C.).

Les historiens Romains signalent trois autres éruptions survenues dans les années 140, 126 et 44 avant l'ère chrétienne. A partir de cette époque, le volcan a traversé une longue phase de repos, mais depuis huit siècles les éruptions se sont succédé à de courts intervalles, et leur fréquent retour a multiplié les dislocations du sol à tel point, que l'on compte aujourd'hui sur les flancs de la montagne plus de deux cents couches secondaires.

Il est à remarquer que les manifestations éruptives de l'Etna, quoique plus fréquentes que celles du Vésuve, ne paraissent pas avoir influencé les êtres organisés d'une manière aussi constante et aussi sensible. Les auteurs qui ont parlé de ces phénomènes ne racontent qu'un très-petit nombre de faits relatifs au sujet de notre étude; ces faits se rapportent à quelques-unes seulement des éruptions de l'Etna. Est-ce à dire que les éruptions sur lesquelles nous ne possédons pas de renseignements n'aient exercé aucune action sur l'économie animale et sur la végétation? Cela dépendrait-il de l'exposition particulière des lieux habités et cultivés, de la hauteur considérable de l'Etna, dont le sommet s'élève à 3,300 mètres au-dessus de la mer, ou bien des conditions spéciales dans lesquelles ces éruptions auraient eu lieu? Toutes ces conditions peuvent entrer en ligne de compte, mais d'un autre côté, nous pensons que le silence des observateurs à ce sujet, tient également à ce que pendant ces éruptions, les effets des émanations volcaniques sur les animaux et sur les plantes n'ont pas été assez saillants ni assez généraux pour attirer leur attention. Ajoutons que les auteurs qui ont décrit les paroxysmes de l'Etna ne semblent pas attacher une grande importance à ces sortes d'observations; ils n'en parlent que d'une manière tout à fait incidente, et les détails qu'ils nous fournissent sont très-incomplets.

Nous n'avons pas beaucoup à dire sur les éruptions de l'Etna, antérieures à l'ère chrétienne. Faut-il parler ici de la mort d'*Empédocle*, le savant philosophe pythagoricien, qui vivait vers l'an 400 avant J.-C., et qui suivant la tradition, se serait établi sur l'Etna pour étudier de près les phènomènes volcaniques? Les légendes siciliennes ont placé son habitation dans une tour en ruines, la *Torre del Filosofo*, que les voyageurs ne manquent pas de visiter, et qui est située immédiatement au-dessous du cône principal de l'Etna. Accusé d'orgueil et d'impiété, il eut à subir les atteintes de la calomnie. On dit que, voulant cacher sa mort aux humains et passer pour un dieu, il se précipita dans le cratère, mais que le volcan, rejetant ses sandales d'airain, déjoua les projets de l'orgueilleux philosophe, et exposa sa vanité aux yeux de tout le monde. Voilà ce que dit la légende; mais n'est-il pas plus probable qu'Empédocle périt, comme Pline l'Ancien, dans une éruption, victime de son amour pour la science, et que le fait de sa mort volontaire fut imaginé par les envieux qu'avaient soulevés contre lui son courage et son génie?

D'après les historiens romains les effets de l'éruption survenue en l'an 126 avant J.-C., furent aussi terribles qu'extraordinaires. *Orose* rapporte (lib. v et x) que l'influence de cette éruption se fit sentir, non-seulement aux environs de l'Etna, mais encore dans des lieux éloignés du centre d'activité. « *Le feu*, dit-il, chemina « directement sur les îles Lipari, échauffant dans son « parcours, la mer à tel point que l'on vit surnager une « grande quantité de poissons morts. »

Obsequens dans son livre *de Prodigiis* confirme le fait cité par Orose en ces termes : « La mer semblait en « ébullition, et abandonnait sur les rivages une quan- « tité considérable de poissons morts, dont les Lipariotes « se nourrirent avidement, ce qui occasionna chez eux « une épidémie mortelle... »

L'Etna, avons-nous dit, se reposa dans les premiers siècles de l'ère chrétienne. C'est à peine si l'on compte deux ou trois petites éruptions (sur la date desquelles on n'est d'ailleurs pas bien fixé), jusqu'à celle qui eut lieu en 1329. *Nicolo Speciale*, dans son *Histoire de la Sicile* (1), nous a laissé une courte notice sur les principaux phénomènes de cette dernière éruption, dont il fut le témoin oculaire. Il nous apprend que dans le cours de cette crise de l'Etna, on eut à déplorer « la « perte de quelques hommes et d'un grand nombre d'a-

(1) Nicolo Speciale, Hist. sic., liv. VIII, c. 2, p. 494.

« nimaux de toute espèce. » Malheureusement les détails ne vont pas plus loin. Il est plus que probable que, dans cette circonstance, les mofettes ont dû jouer un grand rôle.

Deux éruptions eurent lieu dans le XVIe siècle, en 1536 et en 1566. Elles nous sont peu connues. Nous savons seulement qu'un célèbre médecin de l'époque, du nom de *Francesco Negro*, fut victime de celle de 1536. D'après le P. Filoteo, de l'abbaye du mont Cassin, « il « aurait été suffoqué par la fumée de l'Etna, en faisant « l'ascension de la montagne. »

Parmi les éruptions du XVIIe siècle, l'une des plus terribles fut celle de l'an 1669. Le naturaliste italien, Borelli, nous en a gardé le souvenir (1). Quelque temps avant la sortie de la lave, et après de violentes secousses et d'horribles grondements, il se fit dans la montagne une crevasse longue de 12 milles et d'une immense profondeur. D'énormes rochers brûlants furent lancés jusqu'à une distance de 3 milles. On eût dit que les géants ensevelis sous la montagne semblaient avoir recommencé leur lutte contre les cieux. Ces convulsions durèrent quatre mois entiers; l'île semblait menacée d'une ruine complète; le soleil se voila d'épaisses ténèbres; le jour fit place à la nuit. Enfin, la lave s'ouvrit une issue, elle jaillit à une grande hauteur, et le déluge de feu, tombant sur la plus belle partie de la Sicile, ravagea avec une incroyable rapidité des villages entiers. Bientôt l'immense torrent de feu vint battre les murs élevés de Catane, couvrit complétement cinq bastions, et, se répandant sur la ville, qui comptait

(1) Borelli, Hist. et meteorol. incend. Ætnei anni 1669.

plus de 40,000 âmes, détruisit tout ce qui se trouva sur son passage. Lord Winchelsea, qui revenait alors de son ambassade à Constantinople, envoya à Charles II une relation de ce grand événement. Mais sa seigneurie ne se donna pas la peine d'examiner les choses aussi attentivement qu'aurait pu le faire un savant. Un seul jour suffit pour satisfaire la curiosité du noble lord ; son récit contient cependant un passage qui mérite d'être cité : « La nuit que j'ai passée là, dit-il, il pleuvait « des cendres sur toute la ville, et à 10 milles de dis- « tance en mer, elles me faisaient mal aux yeux... » Des commerçants anglais se trouvant également de passage à cette époque à Catane, ont donné une émouvante description de ce terrible événement : « Il sortait, « disent-ils, du canal, mais surtout du grand trou, une « fumée sulfureuse tellement intense, que quelques per- « sonnes de notre compagnie faillirent en être étouf- « fées... » (1).

Pendant la même éruption de 1669, le puissant torrent de lave qui descendit sur Catane, forma un promontoire qui s'avança de plus de 1 kilomètre dans la mer. « Alors commença entre l'eau et le feu un combat dont chacun peut se faire une idée, mais que semblent renoncer à décrire ceux-là même qui furent témoins de ces terribles scènes... A ce contact brûlant, d'énormes masses d'eau, réduites en vapeur, s'élevaient avec d'affreux sifflements, cachaient le soleil sous d'épais nuages, et retombaient en pluie salée sur toute la contrée voisine. En quelques jours, la lave avait reculé d'environ 300 mètres les limites de la plage... » (2) Les pois-

(1) Transactions philosophiques de Londres, t. IV.
(2) Souvenirs d'un naturaliste, par A. de Quatrefages.

sons ont dû nécessairement souffrir de cette révolution qui venait de se produire dans leur élément, comme cela est arrivé toutes les fois que la lave a fait irruption dans la mer. Et cependant les auteurs n'en font aucune mention. Ainsi, nous ne connaissons que très-imparfaitement les effets exercés par cette éruption sur les êtres animés; ils ont dû pourtant être assez énergiques et assez étendus, si l'on considère la force volcanique qui a présidé à cette grande crise et la longue durée de ses différentes phases.

Quelques années plus tard, en 1694, survint une autre éruption qui, d'après Maravigna (1), a fort incommodé les habitants des environs de l'Etna, *en suscitant parmi eux des maladies*, sur la nature desquelles l'auteur ne se prononce pas.

Plusieurs éruptions eurent lieu dans le cours du XVIIIe siècle; nous ne parlerons que de celles de 1763 et 1787, qui paraissent avoir modifié les conditions hygiéniques des lieux voisins de l'Etna. « Dans les environs de l'Etna, dit le chanoine Recupero, surtout vers la partie sud, il régna pendant l'éruption de 1763 différentes maladies, telles que *angines*, *catarrhes*, *dysenteries*, d'où résulta une grande mortalité, surtout dans les villages. J'ai eu moi-même un érysipèle de la face dont je ne me guéris que par miracle. L'air de notre pays, qui généralement est très sain, devint cette année-là, probablement à cause de l'éruption, très-mauvais et très-nuisible... » (2).

(1) Maravigna, Storia generale dell' Etna.

(2) Storia naturale e generale dell'Etna, del canonico Guiseppe Recupero, t. II, p. 132.

L'abbé Ferrara fait observer à propos de l'éruption de 1787, que les émanations volcaniques étaient très-mauvaises pour la santé, et qu'elles nuisaient principalement à la respiration et aux yeux (1).

Quant aux phénomènes éruptifs de l'Etna, survenus depuis le commencement de notre siècle, nous ne nous y arrêterons pas, car les auteurs qui les ont relatés ne nous apprennent rien qui puisse se rapporter à notre sujet d'étude. Nous savons seulement que l'avant-dernière éruption, celle de 1852, a considérablement endommagé les campagnes voisines. Nous y reviendrons lorsque nous traiterons des effets des éruptions de l'Etna sur les végétaux.

Tels sont les faits que nous avons pu réunir en compulsant avec la plus grande attention les chroniques de l'Etna. Néanmoins, si rares et si incomplets qu'ils soient, ils suffisent, croyons-nous, pour établir que les éruptions auxquelles ils se rattachent ont exercé une certaine influence sur les êtres animés. Nous verrons tout à l'heure que les végétaux n'en ont pas moins souffert. Quant aux éruptions dont nous n'avons pas parlé, faute de renseignements, il est permis de supposer, ainsi que nous l'avons dit en commençant, qu'elles ont également exercé des effets analogues, mais dans des limites tellement restreintes, que leur souvenir n'est pas parvenu jusqu'à nous.

Il est rarement question des *mofettes* dans les éruptions de l'Etna. Faut-il pour cela mettre en doute leur existence pendant ces crises? Nous ne le pensons pas,

(1) Storia generale dell' Etna dell' Abbate F. Ferrara. Catania, 793; page 55.

surtout si nous nous en rapportons aux témoignages qui suivent. Dans une lettre adressée à la Société royale de Londres, quelque temps après la grande éruption de l'Etna, en 1669, sir William Hamilton annonce en ces termes l'apparition d'une mofette dans les environs du volcan sicilien : « Le chanoine Recupero, qui observe avec tant de zèle les opérations de l'Etna, vient de me donner avis qu'une mofette très-puissante s'est manifestée depuis peu dans le voisinage de ce volcan, et qu'il a trouvé, tout près du lieu où elle a paru, des animaux, des oiseaux et des insectes morts...» (1). « Je ne sais, dit Dolomieu (2), si l'acide carbonique se trouve dans les courants de vapeurs qui s'élèvent au sommet de l'Etna; mais il existe en grande abondance dans différents endroits de sa base; il se dégage en quantité immense, à travers une source d'eau froide, dite l'*Acqua Rossa*, à laquelle il donne une très-forte saveur acidule; il la fait vivement bouillonner; il est extrêmement pur; il ôte subitement la vie aux animaux, qui, séduits, par la fraîcheur et la limpidité de l'eau, et par sa position ombragée par des joncs et des boussailles, viennent s'y désaltérer. On trouve souvent des lièvres et des oiseaux morts sur les bords des bassins qui renferment les sources... »

L'Etna se trouve, comme le Vésuve, entouré d'un réseau d'évents volcaniques d'ordre secondaire, qui sont la dernière expression des grands accidents qui ont sillonné toute la Sicile. Il se fait de quelques-unes de ces ouvertures des dégagements considérables d'acide car-

(1) OEuvres complètes de sir William Hamilton, p. 246.
(2) Catalogue des laves de l'Etna, p. 363. Paris, 1788.

bonique; qui rappellent tout à fait les émanations gazeuses des *Champs Phlégréens*, précédemment étudiées, et constituent ce que nous avons désigné sous le nom de *mofettes permanentes*. Parmi ces manifestations méphitiques nous signalerons particulièrement le lac de *Naftia* ou *lac de Palici*, qui, par son origine, sa configuration, et la nature de ses exhalaisons, se rapproche *du lac d'Agnano*, dont nous avons parlé plus haut. *Le lac de Palici* est situé près de Palagonia, au pied de l'Etna, dans une petite plaine arrondie, entourée, dans la moitié de sa circonférence, par des rochers escarpés, qui la font ressembler à l'emplacement d'un vaste cratère. Cette plaine, un peu concave, contient dans son centre, comme dans le fond d'un entonnoir, le lac, dont le niveau des eaux varie selon que la saison a été ou non pluvieuse. Dans le temps des sécheresses, il est quelquefois entièrement privé d'eau ; on voit alors au fond de son lit plusieurs orifices qui sont autant de sources gazeuses. Lorsque le lac contient de l'eau, on observe une infinité de bulles de gaz qui s'en dégagent constamment avec une certaine force. Les anciens ont souvent parlé du lac Palici, dont les exhalaisons étaient mortelles pour les oiseaux et autres animaux qui s'y exposaient. On rapporte aussi que des vapeurs méphitiques s'élevaient autrefois du sol qui environne le lac, de manière, dit-on, que *lorsqu'on s'y couchait ou lorsqu'on s'inclinait, on perdait la vie, tandis que si l'on y marchait simplement, il n'arrivait aucun mal* (1). Les phénomènes

(1) Athenis, regnante Epœneto, Olympiade 36, qua Aritamai Laco stadium vicit, in Sicilia apud Palicios locum exædificatum fuisse, in quem si quis ingressus se reclinasset, mortuus fuerit; sin ambu-

extraordinaires de ce lac ont dans tous les temps donné lieu à une infinité de fables; tous ses effets étaient regardés comme surnaturels et divins..... Quelle est la nature des gaz qui s'échappent du lac de Palici? L'abbé Ferrara, dans un mémoire consacré à l'étude de ce lac, est le premier qui ait démontré, par des expériences multipliées, que l'acide carbonique y jouait le principal rôle. En 1856, M. Ch. Sainte-Claire Deville a constaté que l'acide carbonique y figurait dans les proportions de 96 pour 100. M. Fouqué leur a trouvé, en 1865, la composition suivante :

Acide carbonique........	93,49
Gaz des marais..........	1,45
Hydrogène..............	0,43
Oxygène................	0,68
Azote..................	5,14

L'Etna n'est pas un centre volcanique isolé, ainsi que le fait observer M. Fouqué, dans son savant mémoire sur la dernière éruption de ce volcan en 1865. Il occupe l'extrémité d'une grande fracture de l'écorce terrestre, à l'autre extrémité de laquelle se dresse le Vésuve. Dans l'intervalle de ces deux points, sur la ligne qui les joint, se trouvent les îles *Eoliennes*, dont deux surtout, *Stromboli* et *Vulcano*, sont remarquables par leur activité continuelle et par la haute température de leurs émanations (1). Connu de toute antiquité, signalé par Homère, Stromboli n'a pas cessé un moment ses éclatantes érup-

lasset, nihil mali passum. Antigonus Mir. Narrat. conges., fol. 245, n° 133.

(1) Mémoire sur les phénomènes chimiques de l'éruption de l'Etna en 1865, par F. Fouqué, p. 31.

tions, qui lui ont fait donner le nom de *Phare de la Méditerranée*, ou de la mer *Tyrrhénienne*. Aujourd'hui comme au temps d'Homère, la gerbe enflammée qui sort de son cratère sert aux pilotes des environs pour se diriger pendant la nuit. Spallanzani faisant l'ascension de Stromboli, dit que, parvenu à une certaine hauteur, l'acide sulfureux s'y manifestait d'une manière si piquante et si incommode à la respiration, qu'il fut obligé ce jour-là de regagner la plaine, sans pouvoir s'approcher davantage du volcan qui faisait entendre des détonations sourdes et presque continuelles. *Cette fumée*, continue-t-il, *est très-difficilement supportée par les habitants* (1); de plus elle nuit parfois à la végétation de l'île, ainsi que nous le verrons plus loin.

Les feux de Vulcano sont très-anciens, puisqu'ils brûlaient cinq siècles avant l'ère chrétienne, époque où vivait Thucydide, qui raconte que l'on appelait le feu de ce volcan, le feu sacré, parce que les insulaires, voyant cette île enflammée la nuit, et fumante pendant le jour, croyaient que Vulcain y avait établi ses forges; ils lui donnaient le surnom de sainte, ἱερὰ. Le savant naturaliste Guillaume de Luc, qui a visité Vulcano en 1757, dit avoir remarqué la production de vapeurs sulfureuses sur le littoral de l'île; il ajoute même que la mer était jaune en plusieurs endroits, et que la chaleur des eaux était insupportable dans les lieux où s'élevaient les vapeurs. *Tous les poissons qui s'approchaient du rivage cessaient bientôt de vivre;* et dans les endroits où quelque source d'eau chaude venait se jeter dans la mer, la plage se couvrait de poissons morts. L'île de Vulcano a

(1) Spallanzani, Voyage dans les Deux-Siciles, t. II, p. 8.

16 kilomètres de circonférence; elle était autrefois un peu moins grande; elle s'est accrue par la jonction d'une petite île, nommé *Vûlcanello*. Celle-ci s'éleva du sein des eaux longtemps après que Vulcano eut été décrit par Thucydide, l'historien grec, et même après Aristote. Pline dit, qu'il *périt autour de ces nouveaux rivages, une multitude de poissons qui causèrent la mort à toutes les personnes qui en mangèrent.....*

Vulcano possède aussi sa *Grotte du chien*, d'après les expressions même de M. Ch. Sainte-Claire Deville (1). Cet auteur parle d'une cavité remplie d'eau qui laisse dégager un gaz ayant la composition suivante :

Acide carbonique........	86,0
Oxygène................	0,0
Azote..................	14,0
	100,0

Entre Stromboli et Vulcano se trouve l'île de *Panaria*, sur les bords de laquelle M. Fouqué a observé, en 1865, une mofette présentant 90 pour 100 d'acide carbonique (2). On rencontre des exhalaisons de même nature dans plusieurs autres parties du groupe Eolien.

En 1831, des phénomènes curieux se manifestèrent au milieu de la mer, entre l'île de Pantellaria et la petite ville de Sciacca, située sur la côte de la Sicile. Une île nouvelle venait de surgir en ce point de la Méditerranée : c'est l'île *Ferdinanda* ou *Julia*, qui, apparue le 18 juillet 1831, s'abîma deux mois après, sous les va-

(1) Comptes-rendus des séances de l'Académie des sciences de Paris, t. LIII, p. 685.

(2) Mémoire déjà cité, p. 36.

gues. Quelques phénomènes précurseurs avaient annoncé l'étrange événement : les habitants de Sciacca avaient ressenti de violentes secousses quelques jours auparavant ; tout à coup on vit, de la surface de la mer devenue bouillonnante, s'élever d'immenses colonnes de fumée et de vapeurs ; du sein des eaux sortaient avec fracas des gerbes de feu qui, retombant en pluie de pierres, menaçaient d'écraser et d'engloutir tous ceux qui étaient tentés d'approcher de ce foyer d'agitation. En même temps les flots couverts d'une écume roussâtre, transportaient au loin d'innombrables cadavres de poissons subitement privés de vie. « Le 2 juillet, dit M. le professeur Carlo Gemellaro, qui fut chargé par l'Académie de Catane d'aller observer le nouveau volcan, quelques pêcheurs de Sciacca, s'étant rendus à *Secca del Corallo*, virent à peu de distance de ce banc un mouvement extraordinaire des eaux de la mer, sur une étendue de 200 pas environ ; ils l'attribuèrent à la présence en cet endroit de poissons de grosse taille..... Deux jours après, d'autres pêcheurs *rencontrèrent au même endroit un grand nombre de poissons morts flottant à la surface de l'eau. Ils sentirent en même temps l'air imprégné d'une forte odeur de soufre ; l'eau de la mer était trouble et bourbeuse.* M. Giovanni Corrao, capitaine du bâtiment napolitain *la Teresina*, assure que le 10 juillet il trouva dans le golfe de *Trefontane*, près de Sciacca, une quantité prodigieuse de poissons morts. Quelques-uns de ces poissons appelés *Cireugole* pesaient près d'un demi-quintal..... » (1).

Nous terminons ici cette partie de notre étude. Quel-

(1) Atti dell' Academia Gioenia di scienze naturali di Catania, t. VIII, p. 271.

que insuffisantes que soient les notices qui nous restent sur l'Etna, on voit que les éruptions de ce volcan, et celles des volcans voisins, ne sont pas restées sans influence sur l'organisme animal.

§ II. — *Effets sur les végétaux.*

L'Etna, que les Sarrasins appelaient la *montagne de feu*, est remarquable entre tous les volcans, par son aspect à la fois terrible et grandiose. Sa hauteur, qui a été à la fin du dernier siècle et au commencement de celui-ci, l'objet d'assez vives controverses, est de 3,300 mètres. La montagne est partagée en trois zones parfaitement distinctes, et désignées, d'après les caractères particuliers à chacune d'elles, sous les noms de *regione culta*, zone fertile, *regione silvosa*, zone boisée, et *regione deserta*, zone déserte. Ces trois zones diffèrent autant l'une de l'autre, sous le rapport du climat et de leurs productions, que les trois zones du globe, et l'on pourrait avec raison, comme le dit Brydone, les dénommer : zone torride, zone tempérée et zone glaciale. La première région, qui fait, ainsi que les deux autres, le tour de la montagne, part de la base même et s'étend irrégulièrement sur une largeur variant de 3 à 14 kilomètres. Le sol qui la constitue est d'une fertilité presque sans égale ; il est entièrement formé de couches de lave décomposées par le temps, et d'un assemblage de productions volcaniques transformées par l'humidité en une excellente terre végétale. La fécondité des terres volcaniques ne se montre nulle part aussi bien qu'au pied des pentes de l'Etna, plantées de vignes, d'oliviers, de châtaigners et de chênes. A cette zone fertile succède la région boisée, entièrement couverte de forêts épaisses qui font au géant de la Sicile une verdoyante ceinture. La région déserte, ou zone froide, se dessine très-nettement au-dessus de la région boisée. C'est une triste solitude formée par des couches de lave noirâtre, recouvertes de scories, de cendres, de neige et de glace, et qui s'étend autour de la montagne sur une hauteur de 10 à 12 kilomètres. Au centre de cette région désolée, sur une sorte de plateau aride, se dresse le cône terminé par le grand cratère.

Les éruptions volcaniques exercèrent souvent une influence fâcheuse sur la végétation qui recouvre les pentes fertiles de l'Etna. Le 28 juin 1329, le volcan projeta une telle quantité de cendres que le ciel en fut obscurci ; les campagnes voisines en souffrirent tellement, que les oiseaux et les troupeaux n'y trouvèrent plus de nourriture (1). Lors de l'éruption de 1536, les cendres ravagèrent, par une *journée de pluie* (8 avril) toute la plaine de *Taormina*, *brûlant et consumant vignes, arbres et semences* (2).

D'après le naturaliste italien, Borelli, les dommages causés par les cendres, pendant la grande crise de l'Etna en 1669, furent immenses. « Pour ne parler, dit-il, que des vignes, il y eut cette année-là 25,000 *salmes* de vin de moins que les autres années, tant l'action des cendres fut préjudiciable (3). » Les mêmes effets furent observés en 1694. On remarqua aussi que les dégâts étaient bien plus considérables par les *jours de pluie* (4).

Les moissons furent presque entièrement détruites à

(1) Ferrara, Descrizione dell' Etna, con la storia dell' eruzioni, page 86.

(2) Ferrara, p. 92.

(3) Borelli, Hist. et meteorol. incend. Ætnei anni 1669; cap. IV.

(4) Maravigna, Storia generale dell' Etna.

la suite de l'éruption qui eut lieu en 1763. Les oliviers et les vignes en souffrirent également (1).

L'abbé Ferrara insiste, à propos de l'éruption de 1787, sur les propriétés caustiques des cendres de l'Etna qui brûlent les plantes et les jeunes pousses des arbres (2). « En 1787, dit-il, la plaine de *Mascali* et une grande partie des campagnes situées au sud du volcan en furent dévastées... La pluie de cendres abîma tous les vignobles et les arbres de la région moyenne ; dans plusieurs parties ils ne conservèrent que le tronc... »

Dans un mémoire relatif à l'éruption de l'Etna de 1852, le docteur Giuseppe Gemellaro, de l'Académie de Catane, attribue avec juste raison, les ravages qui désolèrent cette contrée non-seulement à la lave, mais aussi à la masse de vapeurs répandues par les vents à la surface du sol. « *Ces vapeurs*, dit-il, *saturées d'acide chlorhydrique, mêlées à une pluie de cendre, attaquèrent les plantes de tous les environs. Ainsi, Zaffarana, Santa Venerina, Bongiardo, Dagala, et presque tous les champs voisins de Mascali et de Giarre, furent brûlés par ces vapeurs volcaniques...* »

Spallanzani, dans son voyage en Sicile, qui a été si fécond en observations de toute espèce, eut soin de s'enquérir des propriétés de la fumée qui sort du cratère de Stromboli. Voici les communications qu'il reçut à ce sujet de la bouche même des insulaires : « Lorsque le vent souffle avec violence, il arrive souvent que la fumée se répand sur l'île entière et l'obscurcit comme un brouillard pluvieux. Cet accident survient-il au printemps, quand les vignes de Stromboli commencent à pousser,

(1) Recupero, Storia naturale dell' Etna, t. II, p. 132.
(2) Ferrara, Storia generale dell' Etna. Catania, 1793, p. 55.

elles n'en souffrent pas si la fumée se dissipe au bout de quelques heures; mais si *son voile épais couvre l'île pendant un jour entier ou plus encore, elles pâtissent, les raisins ne mûrissent pas, ou trompent en partie l'espérance du vigneron* (1). »

Au siècle dernier, les habitants de Lipari recueillaient beaucoup de soufre dans l'île Vulcano; ils le ramassaient dans l'intérieur du cratère, lorsque l'accès en était facile, et dans les environs en creusant le sol jusqu'à une certaine profondeur. Outre le danger auquel s'exposaient les gens qui s'adonnaient à ce genre de travail, on observait que les fouilles ou ouvertures qu'ils faisaient produisaient un dégagement de vapeurs et de fumées âcres et piquantes, qui étaient nuisibles aux récoltes de Lipari. Les autorités du pays défendirent, sous des peines sévères, l'extraction du soufre par ce procédé, et l'évêque lança une excommunication contre ceux qui, malgré l'ordonnance, iraient en chercher (2). Nous verrons plus tard jusqu'à quel point les émanations sulfureuses peuvent nuire à la végétation.

(1) Spallanzani, Voyage dans les Deux-Siciles, t. II, p. 8.
(2) Dolomieu, Voyage aux îles Lipari, fait en 1781.

CHAPITRE III.

ÉRUPTIONS DE L'ISLANDE.

§ 1. — *Effets sur l'homme et sur les animaux.*

L'Islande ne paraît pas avoir été connue des anciens, bien qu'on ait voulu voir en elle leur *Ultima Thule*. Sa découverte date du IXᵉ siècle, et est attribuée à un pirate norvégien, nommé Naddod.

Les observations des géologues tendent à prouver que l'Islande tout entière a surgi du fond de la mer par les éruptions successives d'un même système volcanique; M. Poulett Scrope croit même qu'on pourrait dire *d'un même volcan* (1). Toute l'Islande est sillonnée de crevasses et recouverte par des masses de laves d'une si grande étendue qu'on n'en trouve de semblables à aucun autre lieu du monde. Les tremblements de terre ont souvent bouleversé l'île dans sa totalité en y produisant le déchirement des montagnes, le déplacement du cours des rivières et l'apparition de lacs nouveaux. Bien que les vieux traités de géographie ne signalent en Islande que le mont Hécla comme montagne volcanique, il existe dans cette île plusieurs autres volcans, dont quelques-uns ont souvent donné des preuves d'une grande activité. Si l'on cite l'Hécla de préférence, c'est qu'il est situé près de la côte méridionale de l'île, partie le plus souvent visitée par les voyageurs. Presque tous ces volcans sont situés sur deux lignes parallèles, traversant l'île du nord-est au sud-ouest, et laissant entre

(1) Poulett Scrope, Les Volcans.

elles une immense et profonde fissure. Les principales bouches volcaniques ou *Jokulls* sont : *l'Hécla*, *le Katlegia-Jokull* et le *Scaptar-Jokull*.

Les effets exercés par les éruptions de l'Islande sur les êtres organisés nous sont plus incomplétement connus encore que ceux des éruptions de l'Etna. Aussi l'exposé que nous allons en faire ne sera-t-il pas bien long.

Selon toutes les probabilités, le mont Hécla doit avoir eu des éruptions longtemps avant la découverte de l'Islande. La plupart des annales du pays s'accordent à reconnaître l'année 1104, comme date de la première éruption de l'Hécla. Le volcan a traversé depuis diverses périodes d'activité jusqu'en 1845, époque à laquelle eut lieu sa dernière éruption. Nous ne parlerons que des éruptions de 1636, 1693, 1766, et de celle de 1845, qui sont les seules sur lesquelles nous possédions quelques renseignements, très-brefs il est vrai, mais qui se rapportent directement à notre sujet.

L'éruption de l'an 1636 commença le 8 mai, et dura pendant trois mois. La terre se crevassa en plusieurs endroits; des colonnes de feu jaillirent de ces déchirures du sol et dévastèrent tout ce qui les entourait. Bientôt de grands nuages de fumée s'élevèrent du gouffre, et tout fut plongé dans les ténèbres; ensuite le volcan se mit à rejeter de grandes masses de soufre, de cendres et de pierre ponce. Les chroniques de l'époque nous apprennent que « l'état sanitaire du pays en souffrit beaucoup, « et qu'une épidémie fit de notables ravages parmi les « habitants. Les bestiaux périrent également en grand « nombre. » Tous ces maux furent attribués par les personnes compétentes de l'île à l'éruption qui avait alors lieu (1). D'après les mêmes chroniques, « les oiseaux pé« rirent par milliers pendant la crise de 1693, et les « rivières eurent leurs rives jonchées de truites mortes. »

Après soixante-dix ans de calme, une nouvelle éruption survint le 5 avril 1766 ; elle fut plus violente qu'aucune des précédentes. Des masses incandescentes furent lancées dans les airs, et ne retombèrent qu'à une distance de plusieurs kilomètres. La pluie de cendres s'étendit jusqu'à une distance de 240 kilomètres, et l'air en était si obscurci, que dans une grande partie de l'île, on ne pouvait distinguer les objets les plus rapprochés. Peu après, un torrent de lave déborda du cratère de l'Hécla ; il fut suivi par une immense colonne d'eau jaillissante, qui vint ajouter ses ravages à ceux de l'éruption ignée. On prétend qu'à la suite de cette épouvantable catastrophe, « les habitants furent décimés par une ma« ladie, tandis qu'une épizootie sévissait sur les bes« tiaux. Les poissons eux-mêmes périrent en grand « nombre » (2).

La dernière éruption de l'Hécla, celle qui eut lieu le 2 septembre 1845, ne fut pas moins désastreuse. Voici, d'après le savant danois, M. J. C. Schythe, l'énumération des maux qui désolèrent le pays dans le cours de ce paroxysme. « Des maladies, dit M. Schythe, se répan« dirent parmi les hommes et parmi les bestiaux. L'exha« laison des vapeurs acidulées et la cendre qui s'attachait « à l'herbe paraissent en avoir été les causes principales. « La laine des moutons tomba, leur système osseux et

(1) Description des phénomènes de l'Hécla, par J. C. Schythe, naturaliste danois.

(2) J. C. Schythe, mémoire déjà cité.

« leurs dents furent surtout attaqués. Des tumeurs se « dévelpppèrent dans les mâchoires, et les parties « osseuses de la tête se carièrent. Les vaches en souffri- « rent plus que les moutons. Leur poil devint très-rare « et un grand nombre périrent. Ce furent les chevaux « qui résistèrent le mieux. Les oiseaux s'enfuirent. La « gélinotte disparut entièrement du pays au sud du « volcan. La pêche s'en ressentit aussi ; celle du prin- » temps fut surtout très-médiocre..... » (1)

Après l'Hécla, le volcan qui mérite le plus d'attirer l'attention, c'est le *Katlegia-Jokull*. Le souvenir de ce qui se passa de plus saillant durant la dernière éruption de Katlegia, arrivée en 1755, nous a été conservé par deux savants distingués, MM. Olafsen et Povelsen, dans leur *Voyage en Islande*, exécuté sous les auspices de l'Académie des sciences de Copenhague. Nous ne rapporterons ici que ce qui a trait à notre sujet. « Les fortes ex- « halaisons sulfureuses, disent ces auteurs, mettaient « les habitants en danger d'être suffoqués; elles atta- « quaient la poitrine et faisaient perdre totalement le « goût et l'odorat; les yeux en devenaient rouges, les « paupières se gonflaient, les gencives s'enflaient d'a- « bord, et il s'y formait des ulcères qui crevaient et sup- « puraient.

« Les bestiaux n'échappèrent point au désastre; quelques-uns, pressés par la faim, ayant brouté l'herbe altérée par la cendre, eurent les dents et la bouche malades. L'eau potable fut aussi corrompue par l'air infecté et la cendre volante. » (2)... MM. Olafsen et Po-

(1) J. C. Schyte, Description des phénomènes de l'Hécla.

(2) Voyage en Islande, par MM. Olafsen et Povelsen, trad. du danois par Gauthier de Lapeyronie, t. IV, p. 271.

velsen font ensuite observer qu'en voulant exécuter l'ascension du mont Katlegia, les vapeurs volcaniques les incommodaient tellement qu'ils furent obligés de rebrousser chemin. « Une cendre fine, ajoutent-ils, pé-« nétrait par la respiration dans les narines et la bou-« che, et tombait ensuite sur la poitrine... » La cendre qui était rougeâtre, noircissait tout, elle s'infiltrait jusque dans nos malles; elle était tellement subtile qu'elle passait au travers de nos habits, et qu'elle rendit nos corps aussi noirs que nos visages... La preuve que nous dûmes avaler beaucoup de cette cendre par l'aspiration, c'est que les crachats que nous rendîmes étaient également noirs. Les chevaux ne pouvaient ni manger ni tenir les yeux ouverts, et deux devinrent même aveugles, parce que leurs paupières s'étaient fermées par l'effet de l'inflammation et de la suppuration; enfin nous fûmes obligés de nous réfugier dans les maisons abandonnées jusqu'au surlendemain.... » (1)

Le *Scaptar-Jokull*, situé au nord de l'Islande, se signala dans le courant du XVIIIe siècle par une terrible explosion. Cet événement eut lieu en 1783. Le torrent de lave, sorti le 11 juin du *Scaptar-Jokull*, remplit le lit de la rivière, très-profonde, du Scaptar, ainsi qu'un lac considérable qu'elle traversa, et déborda ensuite sur les champs voisins. La lave jaillit également de diverses sources ouvertes au pied du Scaptar-Jokull, et placées dans la direction d'une fissure formée par la pression de bas en haut des matières ignées. Sur le prolongement de cette ligne, à une distance de 30 milles, et pendant l'éruption, une île, qui a depuis disparu, sortit subite-

(1) Olafsen et Povelsen, loc. cit., p. 432.

ment de la mer. Les masses pulvérulentes qui furent vomies par le Scaptar, chassées par les vents sur l'Europe, y obscurcirent l'atmosphère et donnèrent au ciel une couleur blafarde.

Cette éruption fut funeste à la partie occidentale de l'Islande. Vingt villages au moins furent détruits, sans compter ceux qui se trouvèrent inondés par les eaux; plus de 9,000 personnes, ainsi qu'une immense quantité de bétail, périrent, tant par suite des ravages exercés par la lave, et « des miasmes pernicieux dont l'air « était infecté », que par suite de la famine qu'occasionnèrent les pluies de cendres qui tombèrent sur tous les points de l'île, « et la désertion du poisson qui aban« donna les côtes » (1).

« Ce qui était plus effrayant encore, dit le Dr Ebenezer Henderson (2), c'est que les matières volcaniques lancées à une hauteur extraordinaire, se dispersant sur toute la surface de l'île, imprégnèrent l'atmosphère d'une vapeur nauséabonde, interceptèrent les rayons du soleil et empoisonnèrent tout ce qui pouvait satisfaire la faim ou apaiser la soif des hommes et des animaux. Le poisson s'éloigna des côtes; les éléments semblèrent se disputer entre eux à qui commettrait les plus grands dégâts. La famine et les maladies étendaient de tous côtés leurs ravages... »

L'Islande possède aussi ses *mofettes*, s'il faut en croire les récits de certains auteurs. MM. Olafsen et Povelsen parlent d'un météore *empoisonnant* et *terrible* qui se fit voir au commencement du dernier siècle, sur une des montagnes de l'île, dans un sentier étroit et

(1) Ch. Lyell. Principes de géologie, t. III, p. 212.
(2) Dr Ebenezer Henderson, Voyage en Islande.

élevé, à *Siglefiordskard;* ce météore s'abattait subitement sur les voyageurs qui traversaient cet endroit, et les foudroyait en quelque sorte (1). Les mêmes auteurs, dans une autre partie de leur ouvrage, citent le fait suivant, qui ne peut laisser de doute sur l'*existence des mofettes* en Islande : « Nous entendîmes raconter que trois ou quatre personnes étaient mortes subitement sur la côte de *Vandlose Strand*, au sud de *Hafnefiord* dans l'hiver de 1753 à 1754. Le sol en cet endroit est ouvert et brûlé ; il offre partout le spectacle des plus affreux bouleversements, des roches fondues, des crevasses et trous horribles dans la terre ; nous pensâmes qu'il s'était exhalé quelques vapeurs qui étaient devenues plus empoisonnantes qu'à l'ordinaire, à cause que les soupiraux souterrains étaient bouchés par la neige et par la glace... Le même phénomène se reproduisit quelque temps après, et d'autres personnes en moururent. Les habitants en furent si effrayés qu'ils voulurent tous abandonner le canton, qui ne laissait pas d'être très-populeux, la pêche y étant ordinairement bonne. Comme les personnes étaient mortes bien portantes, en passant dans les champs, le peuple crut que c'était une punition dont Dieu avait permis l'exécution à quelque mauvais génie » (2).

Blefkenius rapporte que, dans la partie centrale de de l'Islande, se trouve un lac qui exhale une vapeur si dangereuse qu'elle tue les oiseaux qui volent au-dessus (3).

(1) Olafsen et Povelsen, Voyage en Islande, t. IV, p. 233.

(2) Olafsen et Povelsen, Voyage en Islande, t. V, p. 353.

(3) Relation de l'Islande, par La Pereyre, 1763.

M. Bunsen, qui visita l'Islande en 1845, peu de temps après la dernière éruption de l'Hécla, dit avoir rencontré, aux environs de ce volcan, de nombreux dégagements d'acide carbonique (1).

§ II. — *Effets sur les végétaux.*

Le mont Hécla, paraît-il, se trouvait, dans l'origine, isolé au milieu d'une plaine. Mais ses éruptions successives ont fait disparaître toute trace de végétation dans un rayon de deux lieues; la plaine, autrefois si fertile, est maintenant couverte de montagnes de lave; partout règne la plus profonde désolation.

Les éruptions de 1636 et 1693 furent on ne peut plus désastreuses pour les campagnes qui avoisinent l'Hécla; « toute trace de végétation disparut à une « grande distance. Les pâturages de la partie orientale « de l'île furent entièrement détruits par les pluies de « cendres; » beaucoup d'animaux avaient péri faute de nourriture (2).

Les mêmes effets se répétèrent pendant la crise de 1766. Quelques petites forêts, situées à deux ou trois lieues de l'Hécla, furent abîmées par les cendres, vers la fin de l'éruption.

Enfin M. Schyte nous apprend que « les arbres et les « fleurs des jardins se flétrirent et se desséchèrent pen- « dant la dernière éruption de l'Hécla, en 1845, » et que les pâturages de *Land manna* et de *Rangarvalla* furent anéantis pour la durée de toute une génération.

(1) Voir le mémoire de M. Bunsen sur les volcans de l'Islande, dans les *Annales de chimie et de physique*, t. XXXVIII (juillet 1855).

(2) J. C. Schyte, Description des phénomènes de l'Hécla.

L'éruption de *Katlegia-Jokull*, en 1755, n'exerça pas moins de ravages : cinquante fermes furent entièrement dévastées. « La pluie de cendres brûla toutes les prai-« ries de la partie méridionale du district » (1).

Quant à la grande éruption de *Scaptar-Jokull*, survenue en 1783, elle a également produit des dégats considérables dans les champs cultivés des environs du volcan. Les chroniques rapportent que ce fut *la renoncule* qui sécha la première; vint ensuite *la dent-de-lion*. Celles qui résistèrent le plus longtemps furent quelques plantes fluviatiles. Les jardins ne furent pas épargnés; toutes les plantes potagères furent détruites par la cendre, les grands champs d'avoine, cette plante si utile aux habitants de l'Islande, furent anéantis; il en résulta une grande détresse, car la provision d'hiver manqua aux malheureux habitants, qui se servent de cette plante pour faire du *fladbröd*, espèce de pain très-répandu dans les pays du Nord. Le lichen d'Islande, qui sert également de nourriture aux habitants, fut aussi complétement altéré par les cendres.

Les dommages causés par l'éruption de *Scaptar-Jokull* ne restèrent pas limités à la végétation de l'Islande. La fumée et les cendres, qui s'élevaient du foyer d'éruption en tourbillons épais, et qui, comme nous l'avons dit, chassées par les vents sur l'Europe, en avaient obscurci l'atmosphère, portèrent jusque sur le continent leur pernicieuse influence. Dans un mémoire fort intéressant intitulé : « Recherches sur l'origine et sur la nature « des vapeurs qui ont régné dans l'atmosphère pendant

(1) Olafsen et Povelsen, Voyage en Islande, t. IV, p. 271.

« l'été de 1783 » (1), l'auteur, M. Mourgue de Montredon, dit que ce phénomène apparut le 17 juin 1783, et dura sans interruption jusqu'au 22 juillet. (L'éruption de Scaptar-Jokull commença le 8 juin, et continua jusqu'à la fin de juillet.) Diverses expériences ont prouvé que ces vapeurs n'étaient pas aqueuses. La plupart des savants de cette époque, ont pensé que ces vapeurs extraordinaires provenaient de l'éruption qui avait alors lieu en Islande. « Les premières terres de notre continent, les plus près de l'Islande, dit M. Mourgue, telles que la Norvège, le Danemark, les parties de l'Allemagne qui bordent le côtes nord-ouest de l'Europe, furent les premières à s'apercevoir de ces vapeurs, et à en ressentir les mauvais effets. « Des lettres de Copen- « hague annoncèrent que cette vapeur épaisse desséchait « l'herbe dans les prairies, qu'elle en altérait la couleur, « et que les feuilles de la plupart des arbres étaient « tombées. » Les bords de l'Elbe éprouvèrent le même effet; il fut encore plus sensible à Embden et dans les contrées voisines. « Cette vapeur portait, disait-on, une « forte odeur de soufre très-désagréable. »

Il résulte de tous les faits que nous venons de rapporter, d'après les témoins qui nous les ont transmis, que les éruptions de l'Islande n'ont pas été moins désastreuses que celles des autres volcans de l'Europe, à la nature organisée, tant animale que végétale.

(1) Voir les Mémoires de l'Académie des sciences de Paris, année 1784.

CHAPITRE IV.

ÉRUPTIONS DE L'AMÉRIQUE, DE L'AFRIQUE, DE L'ASIE ET DE L'OCÉANIE.

§ I. — *Effets sur l'homme et sur les animaux.*

Nous nous proposons de réunir, dans ce chapitre, les principaux faits présentés par les éruptions qui ont eu lieu en dehors des régions volcaniques de l'Europe.

Quand on jette un regard d'ensemble sur les volcans dont la surface terrestre est hérissée, on ne tarde pas à s'apercevoir qu'ils forment une rangée linéaire embrassant le globe en arc de cercle. Selon la remarque de M. Poulett-Scrope, cette immense rangée de volcans part de la *Terre-de-Feu*, à l'extrémité méridionale de l'Amérique ; elle longe toute la bordure occidentale du Nouveau-Monde à travers les républiques hispano-américaines et les Etats-Unis jusqu'au détroit de Behring ; elle traverse l'Océan par l'archipel des Aléoutiennes, puis descend vers le sud par le Kamtchatka, le Japon, les îles Philippines, jusqu'aux Moluques, où elle se divise en deux branches : l'une s'étend par Bornéo, Java, Sumatra jusque dans l'empire du Birman ; l'autre enfile l'archipel des Nouvelles-Hébrides et la Nouvelle-Zélande, d'où elle semble se continuer jusqu'au pôle Austral.

Les nombreux et puissants volcans du Nouveau-Monde étaient à peine connus au commencement de notre siècle, c'est-à-dire avant les voyages si riches en observations scientifiques de M. A. de Humboldt. Il existe actuellement encore dans les régions lointaines et inexplorées de l'Amérique, de l'Asie, etc., des volcans qui n'ont jamais été étudiés. Il en résulte que nous ignorons presque entièrement les phénomènes éruptifs survenus dans ces diverses parties du globe, et que la série de faits que nous avons à relater ici, bien loin de répondre à l'immense développement des forces volcaniques de ces contrées, est au contraire fort restreinte.

Il n'est aucune partie du continent américain, ni même de l'univers, qui présente, sur une aussi petite étendue, autant de volcans éteints ou en activité, que l'Amérique centrale, c'est-à-dire la région comprise entre l'isthme de Téhuantépec et celui de Panama ou isthme de Darien. Tous ces volcans sont situés sur la côte du Pacifique; dix rejettent encore de temps en temps de la fumée; quatre seulement sont en pleine activité. Le plus redoutable et le plus fameux de ces derniers, c'est le volcan de *Goséguina*, dans le Nicaragua, au sud du golfe de Fonseca, dont l'éruption de 1835 fut terrible entre toutes celles qui ont été observées jusqu'ici. Dans la matinée du 20 janvier de cette année, plusieurs fortes explosions se firent entendre dans un rayon de près de 100 lieues autour du centre d'action. L'obscurité profonde, causée par les nuages de fumée et de cendres qui s'élevaient du cratère, dura trois jours. Il s'était formé une ouverture de plusieurs milles de circonférence; d'énormes quantités de lave en étaient sorties et s'étaient répandues d'un côté dans la mer, de l'autre dans le golfe de Fonseca. L'air était littéralement rempli « d'une poudre presque impalpable qui entrait « dans les yeux et dans les narines; on avait de la peine « à respirer; plusieurs personnes eurent les yeux en-

« flammés. Dés milliers de bêtes à cornes périrent; un « grand nombre d'oiseaux et de quadrupèdes furent « trouvés étouffés. Des poissons morts jonchaient la mer « sur une assez grande étendue » (1).

En 1791, l'éruption du volcan d'*Imbaburu* (Amérique du Sud) « fit périr une si grande quantité d'animaux et « de poissons, que l'on attribua aux miasmes dégagés « par les matières animales les maladies qui régnèrent « alors » (2).

Au pied du volcan de *Tunguraga*, dans la province de Quito (Amérique méridionale), la terre se déchira pendant l'éruption de 1797 et vomit une boue fétide appelée *moya* qui inonda et détruisit tout ce qui se rencontra sur son passage. « Des vapeurs méphitiques se dégagèrent en « même temps d'un lac situé dans le voisinage et firent « périr tout le bétail qui se trouvait sur ses abords » (3).

D'après A. de Humboldt, dont le témoignage est confirmé par celui d'un grand nombre de voyageurs, les masses boueuses ne sortent pas seulement du cratère et des fissures ouvertes sur les côtés des montagnes brûlantes de l'Amérique ; elles sont également rejetées par des crevasses qui se forment dans les plaines voisines.

Les volcans situés au-dessus de la limite des neiges perpétuelles, ceux de la chaîne des Andes par exemple, présentent des phénomènes particuliers, sur lesquels nous devons appeler l'attention.

Tout le monde a entendu parler de ces éruptions d'eaux vomies par quelques volcans américains, entraî-

(1) Voir Caldeleugh, Phil. trans., 1836, p. 27.
(2) Ch. Lyell, Principes de géologie, t. III, p. 16.
(3) Ch. Lyell, loc. cit., p. 311.

nant avec elles des quantités prodigieuses *de poissons morts*.

On a pensé à tort que ces eaux et ces poissons provenaient de la mer, communiquant par des canaux souterrains avec l'intérieur du volcan. M. de Humboldt, qui a étudié la question sur les lieux mêmes, en a donné l'explication suivante, adoptée aujourd'hui par la plupart des savants. Par suite de la fonte des neiges qui recouvrent ces volcans élevés, d'incessantes infiltrations d'eau pénètrent dans les roches. « Les cavernes qui se trouvent sur les flancs de la montagne ou à sa base sont transformées peu à peu en réservoirs souterrains, que d'autres canaux font communiquer avec les ruisseaux alpestres du plateau de Quito. Les poissons des ruisseaux vont se multiplier de préférence dans les ténèbres des cavernes ; et quand les secousses qui précèdent toujours les éruptions des Cordillères ébranlent la masse entière du volcan, les voûtes souterraines s'entr'ouvant tout à coup, l'eau, les poissons, les boues tufacées sont expulsés à la fois... » (1). On a constaté que ces poissons sont identiques à ceux que les habitants appellent *prennadilas*, et que l'on trouve dans les ruisseaux qui descendent de ces montagnes. On cite un assez grand nombre de *ces éruptions poissonneuses*. Dans la nuit du 19 au 20 juin 1798, le sommet du mont *Carguairazo*, au nord de Chimborazo, de 6,000 mètres de hauteur, s'écroula subitement, les terrains environnants furent recouverts et rendus stériles, sur une étendue de près de sept lieues carrées, par du tuf délayé et

(1) A. de Humboldt, Cosmos, t. I, p. 264.

par une vase argileuse contenant *une grande quantité de poissons morts* (1).

Nous n'avons rien à dire sur les éruptions des volcans du Mexique, l'*Orizaba*, le *Popocatepetl*, le *Jorullo*, etc. Les auteurs qui en ont parlé ne relatent aucun fait pouvant se rapporter à notre sujet.

Dans ses belles études sur les volcans de l'équateur, M. Boussingault nous fait connaître que pendant son grand voyage dans ces régions, il a eu l'occasion d'observer sur plusieurs points des dégagements gazeux présentant tous les caractères *des mofettes*. Le passage suivant ne saurait laisser de doute à ce sujet : « ... J'ai appris que dans plusieurs endroits, le sol s'était crevassé, et que des crevasses était sortie une matière gazeuse. Sur plusieurs points, on trouva des rats, des serpents, etc., qui avaient été asphyxiés dans leurs retraites... » (2). A l'occasion d'une excursion faite en décembre 1826, à une soufrière située dans le Quindiu (Nouvelle-Grenade), le même auteur s'exprime ainsi : « L'*azufral* (la soufrière) présente plusieurs excavations faites pour l'exploitation du soufre ; ces excavations sont très-peu profondes, parce que le mineur est forcé, pendant son travail, de retenir sa respiration, les gaz qui se dégagent du mica schiste étant délétères. L'air des excavations est presque complétement absorbé par la soude caustique. Plusieurs essais indiquèrent qu'il contenait 95 de gaz acide carbonique, et 5 d'air atmosphé-

(1) A. de Humboldt, loc. cit.

(2) Boussingault, Recherches chimiques sur la nature des fluides élastiques qui se dégagent des volcans de l'équateur, dans les *Annales de chimie et de physique*, t. LXII, p. 8, année 1833.

rique... »(1). L'auteur fait aussi remarquer que dans les excavations faites à la surface du sol, on voyait des insectes, des serpents, des oiseaux tués par les vapeurs méphitiques.

Les ouvriers occupés à exploiter ce gisement ont assuré à M. Boussingault qu'ils finissaient, pour la plupart, par éprouver un affaiblissement de la vue, pouvant amener chez quelques-uns une cécité complète. On sait que l'acide carbonique, outre ses effets généraux sur l'organisme, exerce aussi une action topique, sur laquelle on a dans ces derniers temps appelé l'attention. M. Herpin (de Metz) a signalé comme premier effet de l'acide carbonique employé en bain ou comme topique, une sensation de chaleur douce et agréable à laquelle succède un fourmillement particulier, et, plus tard, une sorte d'ardeur comparable à celle d'un sinapisme qui commence à agir; la peau devient rouge, turgescente, etc. L'action topique de l'acide carbonique est donc celle d'un stimulant local dont les effets prolongés sont irritants. Ainsi s'explique l'action des émanations de l'*azufral du Quindiu* sur les yeux des ouvriers qui y travaillaient. Il faut ajouter que M. Boussingault dit qu'en pénétrant dans l'atmosphère d'acide carbonique qui occupe les galeries de la soufrière, on éprouve une sensation de chaleur très-remarquable, *et un picottement très-vif dans les yeux.*

Parmi les grandes montagnes volcaniques de l'Afrique, nous devons surtout signaler *le pic de Ténériffe*, dont le cône principal s'élève à une hauteur de 4,500 mètres au-dessus de la mer. C'est en 1704 qu'eut lieu la

(1) Boussingault, loc. cit., p. 11.

dernière éruption mémorable de ce volcan, et la destruction de la petite ville de Guarrachico, située au pied de la montagne. Bory de Saint-Vincent retrace en ces termes les effets de cette éruption. « .... L'air était embrasé, une odeur de soufre suffoquait les animaux épouvantés, qui poussaient des gémissements lamentables ou des bêlements plaintifs. Tout à coup la terre s'ébranle et s'entr'ouvre ; des torrents de lave, échappés du cratère, se précipitent dans les plaines du nord-ouest. La ville, moitié engloutie dans les fentes du sol, moitié recouverte par les laves vomies, disparaît en entier. Les habitants tâchèrent de se sauver par une prompte fuite, mais la plupart firent des tentatives inutiles : les uns furent engloutis dans les fentes qui, en se comblant, les enterraient tout vivants ; d'autres, « étouffés par les va- « peurs sulfureuses, tombaient asphyxiés au milieu de « leur course chancelante... » (1).

Pendant l'éruption de l'île de *Lancerote* (une des îles Canaries), en 1730, la lave se précipitant dans la mer, un nombre immense de poissons morts flottaient à la surface des eaux, ou venaient mourir sur le rivage. Le bétail, dans toute l'étendue du pays, tomba sans vie sur le sol, asphyxié qu'il était par un dégagement de vapeurs méphitiques. En juin 1731, pendant le renouvellement de l'éruption, tous les bancs et tous les rivages de la partie occidentale de l'île furent couverts de poissons morts de différentes espèces, dont plusieurs n'avaient jamais été vues auparavant. On voyait s'élever du sein de la mer une grande masse de fumée et de flammes (2).

(1) Les îles Fortunées, par Bory de Saint-Vincent, p. 290.

(2) Voir Léopold de Buch, Description physique des îles Canaries.

Léopold de Buch rapporte, d'après un manuscrit conservé à Ténériffe, qu'en 1678, lors de l'éruption de Fuen-Coliente, sur le côté méridional de l'île de Palma (îles Canaries), il y avait dans les environs du volcan des endroits d'où sortaient des exhalaisons si malfaisantes, qu'on y a trouvé un homme asphyxié, ainsi qu'un grand nombre d'oiseaux. Plus tard, un troupeau de chèvres y périt en même temps, pour s'être trop approché de l'endroit d'où émanaient les vapeurs (1).

En 1856, M. le professeur N. P. Wassilieff a fait une découverte intéressante pour la science dans des manuscrits chinois, qu'il a eu l'occasion de rapporter de son voyage à Pékin. Il s'agit d'un récit assez détaillé de l'éruption d'un volcan de l'Asie orientale en 1721. Ce volcan appartient à la région volcanique d'*Ouyüne-Kholdongui*, située au N.-O. de la Mandchourie. M. N. P. Wassilieff a trouvé la première mention de cette remarquable éruption dans les mémoires d'un Chinois, témoin oculaire, résidant à Ningouta, au commencement du XVIIIe siècle. A la fin des mémoires on lit la remarque suivante : « A 6 lieues de la ville de Merghen se trouve un lac de 3 lieues et demie de circonférence. Dans la sixième ou septième lune (fin de juillet-août) de la 53e année du règne de Khanghi (1721), s'élevèrent d'ici vers les cieux des flammes et de la fumée, et se fit entendre un bruit imitant le roulement du tonnerre; ce qui dura nuit et jour et fut entendu à une distance de 50 à 60 lieues. Des pierres noires et des roches de soufre furent lancées; enfin parut une montagne, et tout cela dure depuis un an. « D'abord les exhalaisons fai-

(1) Lépold de Buch, ouvr. cité.

«saient périr les hommes à une distance de 2 lieues, «de manière qu'on ne pouvait observer le phénomène «qu'en montant sur de hautes montagnes. Maintenant «on n'en peut approcher encore qu'à une distance de «1 lieue. L'odeur des exhalaisons était sulfureuse» (1).

Il paraît qu'il n'existe pas en Chine de volcans en activité proprement dite; on n'en connaît aucun lançant des cendres ou vomissant des courants de lave. Cependant il y a d'autres phénomènes volcaniques dans cette vaste contrée. Il ne nous semble pas hors de propos de parler ici de ce mélange inconnu de gaz délétères, appelé *tchang-li*. Il existe, dans les provinces occidentales et méridionales de la Chine, et dans les profondes vallées des hautes montagnes du Thibet, des exhalaisons mortelles pour l'homme et pour les animaux. Ces exhalaisons sortent des fissures du sol et sont nommées en Chinois *tchang-mou* ou *tchang-li*.

Voici ce qu'on lit à ce sujet dans la grande géographie de la Chine : «Dans le département de Chan-ning-«fou de la province de Yun-nan, le grand fleuve «Louthsang-Kiang reçoit la rivière Kin-Chouï (c'est-à-«dire, l'eau qu'il faut éviter), qui vient de Young-tchang «et coule au nord. Elle est connue par ses exhalaisons «délétères. Il y a dans l'air une chose invisible, et qu'on «appelle la balle du démon. Cette chose existe sur le «fleuve, et si elle entre dans un homme, il en meurt. «On l'appelle Tchang-mou. Elle est nommée dans le «livre Wen-siouan Kouei-tan, ou la balle du démon, et «dans le Neï-tian, Kin-choui ou l'eau qu'on doit évi-

(1) Voir Bulletin de la Société géologique de France, 2e série, t. XIII, 1856.

« ter.... » (1) Evidemment il ne faut voir dans ces récits que la description de *mofettes* plus ou moins puissantes.

Le foyer d'activité le plus intense de l'Océanie se trouve à l'extrémité septentrionale de l'archipel, dans les îles Sandwich, qui sont entièrement volcaniques. On rencontre dans ce groupe le plus large cratère connu parmi les volcans en activité : c'est celui de *Kilauea* ou Kirauea, dans l'*île d'Hawaii*. Hawaii, à peine plus grande que la Corse, sert de base à trois grandes montagnes volcaniques, dont la plus haute, le *Mauna-Roa*, atteint 4,800 mètres. Le phénomène le plus remarquable que présente le Mauna-Roa est le cratère de *Kilauea*, vaste lac de lave situé sur son versant oriental, à 1,200 mètres du niveau de la mer. « Son plus grand diamètre, dit M. de Humboldt, a 5,000 mètres, et le plus petit 2,500. A l'état ordinaire, la lave proprement dite ne remplit pas toute cette cavité, mais seulement un espace qui a en longueur 4,000 mètres, et en largeur 1,600. » Cet immense cratère, sorte de nouveau *Phlégéton*, ressemble à un lac de feu.

Dans une analyse des relations qui ont été publiées sur les éruptions volcaniques de l'île d'Havaii, M. Albert Gaudry nous apprend que d'après la tradition des habitants de l'île, *le Kilauea* serait en activité depuis les temps les plus reculés. La première éruption connue d'une manière précise eut lieu en 1789, pendant les conquêtes de *Ka-Meha-Meha*. Un événement désastreux l'aurait signalée : « L'armée de Keona, un chef de l'île, était poursuivie par celle de Ka-Meha-Meha, et se trou-

(1) Voir Klaproth, Phénomènes volcaniques en Chine, au Japon, et en d'autres parties de l'Asie orientale.

vait près du volcan, dans le moment où l'éruption se déclara. Cette armée se sépara en trois corps : le corps d'avant-garde perdit un grand nombre de ses hommes sous la nuée de cendres brûlantes qui l'assaillit. Les soldats du deuxième corps, formant l'arrière garde, marchèrent dans le sens de l'éruption; ils faillirent être engloutis dans une crevasse causée par un tremblement de terre. Après avoir échappé aux plus grands dangers, ils rejoignirent le corps central de l'armée; mais lorsqu'ils en approchèrent, quelle fut leur stupeur : «Ils trouvèrent tous leurs compagnons dans « l'attitude de gens pleins de vie, qui étaient privés de « mouvement et sourds à leur voix; d'épaisses bouffées « d'air brûlant et de gaz sulfureux les avaient fait périr « sur place; leurs corps portaient toutes les marques « de l'asphyxie et de la consomption.... » (1)

Nous signalerons également dans l'île de Banda, une des Moluques, le *Gunung-Api* ou *Montagne de feu*. Ce volcan n'est presque jamais en repos, et de 1586 à 1820, il a eu douze périodes d'éruptions très-violentes, avec courants de lave, scories et flammes. On lit dans les *Transactions philosophiques de Londres* que, pendant l'éruption de 1694, il régnait «une odeur sulfureuse si insupportable, qu'elle fut la cause d'un grand nombre de maladies » (2).

L'île de Java (Océanie) renferme aussi beaucoup de volcans, dont quelques-uns rejettent de l'eau et de la boue; presque tous lancent des cendres, vomissent des laves, et exhalent des vapeurs méphitiques. Grâce aux

(1) Bulletin de la Société géologique de France, 2e série, t. XII.
(2) Phil. trans., t. XIX, p. 49.

admirables travaux du Dr Junghuhn, le grand et modeste savant qui passa douze ans à Java dans l'étude de la nature, nous connaissons d'une manière exacte les principaux phénomènes volcaniques de cette île. On observe à Java plusieurs *mofettes;* la plus remarquable est celle décrite par Junghuhn (1). On l'appelle *Guevo-Upas* ou la *Vallée du poison*. C'est un cratère éteint de 600 mètres de circonférence, situé près de Batur. Cet endroit, objet de crainte et de terreur pour les habitants du pays, est mortel à tout être vivant qui le traverse. Aussi des squelettes de tigres, de daims, d'oiseaux et même d'ossements humains couvrent le sol. Cette *mofette* doit sa célébrité aux récits qui attribuaient aux émanations innocentes de l'*upas*, dont le suc sert à empoisonner les flèches, les effets produits par l'acide carbonique. La description suivante fait connaître le morne aspect de ce site étrange : «..... Des squelettes d'animaux de tout genre gisent sur le sol; leur posture prouve qu'ils ont été saisis subitement et pleins de vie : le tigre, au moment où il saisissait sa proie; le vautour, lorsqu'il s'abattait sur ces cadavres pour les dévorer. Des milliers d'insectes, fourmis, coléoptères couvrent le sol; c'est une *vallée de la mort*. L'acide carbonique s'échappe par les fissures du terrain, et, en vertu de son poids spécifique, il reste invisible au fond de la vallée. L'homme seul peut traverser ces vallées de la mort, parce que sa tête s'élève au-dessus de la couche d'acide carbonique. Les Indiens, qui franchissent les cols de l'Himalaya, dont quelques-uns sont à 5,000 mètres au-dessus de la

(1) Junghuhn, Java, seine Gestalt und Pflanzendecke, 1852, 1re partie, p. 201; 3e partie, p. 854-858.

mer, attribuent aux émanations des plantes environnantes le malaise et la difficulté de respirer dus à la raréfaction de l'air ; de même les Javanais accusaient les émanations d'arbres vénéneux des effets désastreux dus à un gaz irrespirable» (1).

§ II. — *Effets sur les végétaux.*

Les éruptions des volcans que nous venons de passer en revue ne semblent pas avoir agi sur les végétaux d'une manière très-sensible. Du moins, les documents que nous avons consultés ne nous apprennent presque rien à cet égard. On trouve bien dans des descriptions générales quelques indications, qui laissent à penser que ces éruptions ont dû exercer certains effets sur la végétation. Mais ces indications sont tellement vagues qu'elles ne méritent pas grande attention. Néanmoins nous les reproduisons, faute de mieux, telles que les auteurs nous les fournissent.

Lors de l'éruption de *Goséguina*, en 1835, les cendres se répandirent à 8 lieues au sud du cratère, et détruisirent en partie les forêts et les campagnes situées sur leur parcours (2).

L'historien espagnol Gonzalès Fernando de Oviédo, dit, en parlant d'une éruption de *Masaya* (Amérique centrale) : « ..... Il se produisit une si grande quantité de vapeurs brûlantes, que les arbres et les plantes séchèrent jusqu'à plus de 2 lieues à la ronde. » Toutes les plantations de l'île *Saint-Vincent* (Antilles) furent

(1) La Plante et sa vie, par Schleinden, trad. par M. Charles Martins.

(2) Phil. trans., 1836.

détruites, en avril 1812, pendant l'éruption de *Morne Garou*, volcan de la partie septentrionale de l'île.

M. Gorges Hartung, dans son savant mémoire sur *les Açores*, décrit longuement les dégâts produits par les cendres sur les moissons de l'île *Saint-Georges*, lors de l'éruption de 1580.

D'après le même auteur, une cendre rougeâtre s'étant répandue sur l'île, du 24 au 27 avril 1672, les moissons et les pâturages en souffrirent beaucoup (1).

Le *Guntur*, volcan du Japon, rejeta, en 1800, une espèce *de boue blanche, acide, d'une odeur sulfureuse*, et très-nuisible aux campagnes voisines; elle dévasta toute la surface d'une vallée auparavant des plus fertiles.

En 1822, pendant l'éruption du volcan *Galung-Gung*, un peu au sud de Talaga Bodas (Océanie), une pluie de cendres acheva de brûler les arbres et les champs épargnés jusqu'alors (2).

(1) Les Açores, par Georges Hartung, p. 103 et suiv.
(2) Léopold de Buch, Description des îles Canaries, p. 424.

SECONDE PARTIE

Des éruptions de Santorin, et principalement de celle de 1866.

§ I. — *Effets sur l'homme et sur les animaux.*

L'île de Santorin, anciennement connue sous le nom de *Théra*, fait partie de l'archipel grec. On pense généralement que cette île sortit du fond des eaux par l'effet des forces volcaniques. Elle fut d'abord appelée Στρογγυλή (la Ronde), avant la catastrophe volcanique qui, de circulaire qu'elle était à l'origine, lui donna la forme qu'elle présente aujourd'hui, c'est-à-dire celle d'un fer à cheval. A la suite d'une puissante explosion, l'île Ronde fut fracturée en trois parties; sa portion centrale, s'étant tout à coup effrondée, disparut dans les profondeurs de la mer. Ainsi se trouva constitué le vaste golfe ou rade de Santorin, qu'entourent les trois îles formées par le morcellement de l'île primitive. Ces trois îles sont : *Théra* ou *Santorin* (nom réservé à la plus grande), *Thérasia*, bien plus petite, et *Aspronisi*, qui n'a que 4 kilomètres de circonférence. La rade presque circulaire qui les sépare occupe la place de la portion submergée; elle a environ 2 lieues de diamètre du sud au nord, et 1 lieue et demie de l'est à l'ouest. L'île de Santorin représente à elle seule plus des deux tiers de circuit;

Thérasia et Aspronisi, qui sont en face, complètent l'anneau du côté de l'ouest.

Le grand affaissement volcanique dont nous venons de parler est sans doute antérieur aux temps historiques. Mais depuis 2,000 ans, plusieurs îlots ont surgi, à différentes époques, au centre même de ce *cratère d'enfoncement;* ce sont les petites îles appelées *Palœa-Kaméni*, *Micra-Kaméni* et *Néa-Kaméni* (du mot grec Καϋμένη, qui veut dire brûlée). *Palœa-Kaméni* commença à paraître l'an 198 avant Jésus-Christ; *Micra-Kaméni* ne parut qu'en 1573 de notre ère, et *Néa-Kaméni* en 1707. Disons aussi qu'en 1650, il y eut, non plus cette fois au centre du golfe de Santorin, mais en dehors et à environ 4 milles vers le nord-est, une éruption sous-marine qui donna naissance à l'île de *Couloumbo*, laquelle, après s'être élevée hors de l'eau, s'abîma trois mois après, laissant seulement un banc sous-marin, dont le point culminant est à 16 mètres de profondeur. Des phénomènes volcaniques d'une grande intensité accompagnèrent l'apparition de toutes ces îles.

Depuis la crise de 1707, jusqu'au commencement de l'année 1866, les parages de Santorin ne furent le théâtre d'aucune manifestation éruptive. Le 30 janvier de cette dernière année, des bruits sourds et des mouvements lents du sol à l'extrémité sud de *Néa-Kaméni*, firent pressentir une nouvelle éruption. La mer se mit à bouillonner fortement, il en sortit d'épaisses colonnes de fumée, et, le 3 février, on constata dans le port de Voulcano (formé par une petite anse de la partie méridionale de Néa-Kaméni), un récif émergeant au-dessus des flots. Ce récif continua à s'élever et à grandir les jours suivants; il se transforma bientôt en un véritable îlot auquel on donna le nom de *Georges*. Le 9 février, cet îlot n'avait pas moins de 150 mètres de longueur sur 65 de largeur, et 40 à 45 de hauteur. A force de s'étendre, il finit par se réuir à la partie correspondante de *Néa-Kaméni*, et par constituer un promontoire dirigé du nord au sud. Le 13 février, un nouvel îlot, qu'on a appelé *Aphroëssa*, se souleva, dans le canal compris entre *Palæa* et *Néa-Kaméni*, vis à vis de la pointe sud-ouest de cette dernière. Le 10 mars, un troisième îlot, surnommé *Réka*, apparut près d'Aphroëssa. En se développant chacune de son côté, *Réka* et *Aphroëssa* ne tardèrent pas à se confondre, et peu après à se joindre toutes deux à Néa-Kaméni.

Pendant que ces phénomènes se produisaient, *Georges* et *Aphroëssa*, devenus les deux principaux centres d'action, faisaient entendre de violentes détonations accompagnées de projections de blocs incandescents. La chaleur de la mer était telle, qu'à une assez grande distance on ne pouvait y plonger la main. La nuit, les nouvelles terres offraient l'aspect d'un immense amas de braise allumée, et paraissaient couvertes de véritables flammes rouges et bleues. Il se dégageait une si grande quantité de vapeurs, qu'elles enveloppaient parfois toute l'île de Santorin, en répandant une odeur de soufre insupportable. Les produits gazeux, émis par ces deux foyers d'éruption, étaient très-abondants et offraient des particularités remarquables. Ainsi que l'a fait observer M. Fouqué, on y trouvait réunies, dans un petit espace, toutes les substances qui, dans les grands volcans, se rencontrent ordinairement séparées par des intervalles considérables : dépôts de potasse et de soude, fumerolles d'acide chlorhydrique, d'acide sulfureux, d'acide sulfhydrique, gaz combustibles, acide carbonique, etc.

Nous avons dit que l'île de Santorin a la forme d'un fer à cheval. Ajoutons que les côtes qui bordent le golfe dans tout son contour, et sur la partie supérieure desquelles se trouve la ville et les principaux villages de Santorin, sont presque taillées à pic et s'élèvent à 250 mètres environ au-dessus du niveau de la mer. A considérer ces côtes dans leur ensemble, avec les habitations qui les couronnent, on dirait un vaste amphithéâtre, à bancs immenses, fait pour assister aux manifestations imposantes du volcan qui est situé au centre même du golfe.

Après ces considérations préliminaires, qui aideront à l'intelligence de ce qui va suivre, nous entrons en matière.

Il est à remarquer que dans presque toutes les éruptions survenues dans les parages de Santorin, on a constaté certains effets morbides que les personnes éclairées de la localité n'hésitaient pas à attribuer aux vapeurs volcaniques. Nous disons *presque toutes les éruptions*, car nous n'avons de renseignements précis, de détails circonstanciés au point de vue de leur influence morbide, que sur les crises de 1650, de 1707 et de 1866. La tradition, et les relations incomplètes qui nous restent sur les éruptions antérieures, c'est-à-dire sur celles de Palæa-Kaméni et de Micra-Kaméni, ne nous apprenent rien a ce sujet. Mais le peu que nous en savons suffit pour établir l'identité des phénomènes survenus alors, avec ceux qui ont été signalés dans les dernières éruptions, et l'on peut croire que les mêmes phénomènes produisirent les mêmes effets sur la santé des habitants; les mêmes causes et les mêmes circonstances doivent nécessairement amener des résultats semblables.

Passons rapidement en revue les faits morbides observés lors des dernières éruptions.

Nous commencerons par celle de 1650, qui fit apparaître et disparaître l'île de *Couloumbo*. Les faits concernant cette éruption sont relatés dans plusieurs mémoires, manuscrits ou imprimés. Le premier de ces mémoires est écrit en vers, et imprimé en grec moderne; le second a été écrit en langue italienne; le troisième est un vieux manuscrit qui fut imprimé en 1837; enfin le quatrième est la relation du P. Richard, jésuite, sur l'île de Santorin, imprimée en français à Paris, en 1656, six ans après l'événement, et écrite dans l'île même, où l'auteur avait été témoin de l'éruption.

D'après un des manuscrits ci-dessus mentionnés, le dimanche 29 septembre 1650, une odeur infecte se répandit sur toute l'île. On vit en même temps sortir de la mer, près de l'endroit appelé *Couloumbo*, au nord-est de Santorin, une épaisse fumée, mêlée à des flammes obscures. De violentes et fréquentes secousses de tremblement de terre se firent sentir non-seulement à Santorin, mais dans toutes les Cyclades, ébranlant au loin toutes les îles de l'archipel. L'air se remplit tellement de vapeurs sulfureuses, que tous les objets d'or et d'argent furent ternis et noircis; toutes les peintures parurent comme effacées. L'effet de ces vapeurs allant toujours en augmentant ne tarda pas à devenir nuisible aux hommes. Le lendemain, lundi 30 septembre, « la plupart des habitants éprouvèrent de vives douleurs aux yeux, qui devinrent le siége d'un larmoiement abondant, se tuméfièrent, et enfin se fermèrent entièrement. » Fort peu échappèrent à ce mal; presque tous restèrent privés de la vue pendant le mardi et une partie du mercredi suivant. « Pour comble de malheur lisons-nous dans une des relations citées, beaucoup de ces infortunés, succombant aux suites de ces ophthalmies, et d'autres, en plus grand nombre encore, *suffoqués par les vapeurs pestilentielles, perdirent la vie.* » « On tient pour certain, dit le P. Richard (1) que « plus de cinquante personnes et plus de mille animaux périrent étouffés. » (Des brebis, dit-on ailleurs, des ânes, des bœufs et même des oiseaux). Le soufre gagnait le cerveau, si promptement et avec tant de violence, qu'il ôtait subitement tout sentiment aux mourants, et ne leur permettait pas de donner signe de pénitence. » Tous les mémoires du temps confirment le récit du P. Richard et se servent des expressions les plus pathétiques pour tracer le tableau des scènes désolantes qui se passèrent alors à Santorin.

L'état de cécité ayant disparu, beaucoup de personnes oublieuses de ce qu'elles avaient souffert, se transportèrent à l'endroit le plus voisin du foyer de l'éruption : elles eurent lieu de s'en repentir.

Celles qui arrivèrent les premières, étouffées par les vapeurs délétères, moururent sur place. D'autres, plus éloignées, n'éprouvèrent que des évanouissements; elles auraient eu, sans doute, dit la relation, le même sort que les premières, si de prompts secours ne les avaient ranimées. Celles que la crainte et la vue du péril avaient engagées à retourner prudemment sur leurs pas, s'étant

(1) Relation de ce qui s'est passé de plus remarquable dans l'île de Santorin, par le P. François Richard; Paris, 1656, p. 421.

retirées sur une éminence pour observer les phénomènes de loin, « aperçurent quantité de bœufs et d'autres animaux que les émanations volcaniques avaient asphyxiés. »

On lit encore dans un manuscrit en grec moderne, que, le 2 octobre 1650, deux bateaux du pays, partis de l'île voisine d'Amorgos, passèrent près du volcan. L'un, s'étant trop approché du siége de l'éruption, eut tous ses hommes suffoqués. L'autre, plus éloigné, échappa à ce malheur; mais l'équipage presque entier tomba évanoui, et tous « les matelots seraient morts inévitablement, ajoute l'auteur du manuscrit, si l'un d'eux, qui avait résisté au mal, ne se fût avisé de frotter avec du vin les narines de ses compagnons... »

Nous citons ce récit, pour qu'on puisse le rapprocher d'autres récits semblables et sans vouloir trop insister sur sa valeur scientifique.

Les chroniques de pays racontent également qu'une fumée noire et épaisse couvrit, le 4 novembre, les campagnes voisines, et occasionna la mort d'une vingtaine de laboureurs.

Tels sont les phénomènes morbides présentés par l'éruption de 1650 : ils frappent par leur gravité extraordinaire et par leurs suites désastreuses. Aussi, tout en admettant que les auteurs, auxquels nous empruntons les récits précédents, aient cédé à la tentation de grossir les événements, en exagérant singulièrement l'action morbide des émanations volcaniques, il n'en demeure pas moins incontestable que les habitants de Santorin souffrirent beaucoup de cette éruption, surtout par rapport à l'organe de la vue. Quant aux personnes et aux animaux victimes de cette éruption, très-probablement leur mort fut occasionnée par des dégagements d'acide carbonique, ou *mofettes*, d'autant plus que d'après la tradition le sol se fendit en plusieurs endroits dans la direction de l'est à l'ouest.

La crise de 1650 fut suivie, à plus d'un demi-siècle de distance, par celle de 1707, qui fit surgir l'îlot de *Néa-Kaméni* ou la *Nouvelle-Brûlée* : plus de phénomènes aussi émouvants, mais des faits presque analogues, quoique moins graves. Elle se produisit au milieu de la rade de Santorin, tout près et à l'ouest de Micra-Kaméni. Les détails de l'éruption de 1707 ont été recueillis avec le plus grand soin et la plus grande exactitude, et nous les retrouvons dans différents écrits contemporains. Le plus important de ces documents, est la relation du P. Tarillon, jésuite, rédigée d'après les indications de deux de ses confrères, témoins de l'événement ; elle fut imprimée à Paris, en 1715, et insérée dans les nouveaux mémoires des Missions du Levant. Les autres relations n'ont pas été publiées et existent en manuscrit à Santorin, l'une dans les archives de la Mission, l'autre dans celles de l'évêché. La première est d'un P. Jésuite, la seconde de Jean Delenda, habitant de l'île. Toutes s'accordent quant aux faits généraux. Nous y lisons que : « partout où la fumée se porta, elle norcit l'or, l'argent et le cuivre. Elle exhala une odeur si forte, dans toute l'étendue de l'île, que les hommes les plus robustes en perdaient la respiration, et éprouvaient de fréquentes défaillances, ou de violents maux de tête; de plus, elle provoquait chez un grand nombre des vomissements répétés... » « L'air ressemblait alors, dit un manuscrit, à celui qu'on respire en mer, pendant une tempête, lorsqu'on fait une décharge générale, et que l'odeur de la poudre, mêlée à celle de la sentine et du goudron, fait vomir les plus forts marins; toutes les précautions furent inutiles; on brûla des parfums, on fit du feu dans les rues, sans succès. Cependant, comme l'odeur malsaine n'arrivait que par refoulement, avec les vents qui soufflaient sur l'île, elle se faisait sentir avec plus ou moins de force en divers endroits, et devenait plus ou moins supportable selon les temps et les lieux... »

Au début de cette éruption sous-marine, il périt beaucoup de poissons dans le voisinage des Kaménis.

Nous devons ajouter que les auteurs des relations imprimées ou manuscrites sur l'éruption de 1707 ne nous apprennent pas si, à cette époque, il y eut des maux d'yeux aussi intenses que ceux qui furent occasionnés par l'éruption de Couloumbo. Ont-ils oublié de mentionner ce détail, ou ne l'ont-ils pas observé? Il est probable, si l'on en juge par l'éruption précédente de 1650 et par celle de 1866, que ces maux d'yeux existèrent, mais sans être assez caractérisés et assez généraux pour attirer l'attention des observateurs.

Ce que nous venons de dire met hors de doute l'influence fâcheuse des éruptions de Santorin antérieures à celle de 1866. Des maux d'yeux, des suffocations et des accidents du côté du tube digestif, forment surtout le bilan pathologique de ces diverses éruptions (1).

Voyons maintenant si l'éruption de 1866 a exercé

(1) Après l'éruption de 1707, qui dura cinq ans, des émanations acides persistèrent dans une petite anse, située à la pointe sud de Néa-Kaméni. Cet endroit reçut le nom de *Voulcano*, précisément à cause de la persistance de ces exhalaisons, qui étaient autant d'indices d'une action volcanique permanente.

C'est dans cet endroit même que se manifestèrent les premiers une influence quelconque sur la santé des habitants de Santorin. Il faut dire tout d'abord que l'état hygiénique de Santorin est d'ordinaire satisfaisant. Les maladies qu'on y rencontre le plus souvent sont : les fièvres, les rhumatismes, les dysentéries, les affections de poitrine et quelques maladies chroniques. Quelques-unes de ces maladies régnaient dans l'île avant l'apparition des phénomènes volcaniques. Elles commencèrent à diminuer d'une manière notable, au dire des médecins du

phénomènes éruptifs de 1866, et nous avons dit que l'îlot Georges combla entièrement cette petite anse.

Il se dégageait sans cesse du fond de l'eau une quantité de bulles gazeuses et des matières soufrées, jaunes, vertes et rouges, dont la mer se colorait jusqu'à 3 ou 4 milles de distance. L'eau était acide dans la petite anse de Voulcano, et exhalait une odeur désagréable d'acide sulfhydrique. Mais le phénomène le plus curieux, c'est que lesdites eaux de Voulcano avaient la propriété particulière de nettoyer parfaitement les coques de cuivre des bâtiments qui venaient y stationner. Un brick de guerre hollandais en fit fortuitement la découverte vers 1825; après avoir mouillé dans ces eaux, le capitaine s'aperçut que la doublure de son navire s'était complétement débarrassée des coquillages et des plantes marines dont elle était chargée. Plus tard, les matelots de la gabarre *La Lionne*, commandée par M. de Missiessy, firent la même observation et purent facilement nettoyer avec de simples balais toute la surface de leur carène encroûtée. En 1835, l'amiral de Lalande consacra par des expériences nouvelles la curieuse propriété de ce mouillage. Enfin, tout dernièrement, M. l'amiral de la Roncière-le-Noury y envoyait, dans le même but, l'aviso à vapeur *le Héron*. Cette propriété des eaux de Voulcano était évidemment due à l'action des exhalaisons délétères qui s'y manifestaient. Les plantes et les animaux marins soumis à leur influence ne tardaient pas à périr. C'est principalement à l'acide sulfhydrique et au dégagement d'acide chlorydrique naissant, résultat de la décomposition du chlore de sodium par les divers composés de soufre, qu'il faut attribuer ce fait. Tout le monde connaît les propriétés toxiques de ces deux acides : le premier par rapport aux animaux, le second par rapport aux végétaux.

pays, et semblèrent vouloir disparaître peu à peu dans les premiers temps de l'éruption. Les malades éprouvèrent du soulagement et la durée de leur convalescence parut abrégée. D'après l'un des médecins de l'île, les femmes chlorotiques surtout se trouvèrent beaucoup mieux; elles reprirent des forces et des couleurs. Il ne nous est pas permis de nous prononcer sur cette amélioration de l'état hygiénique de Santorin au début des derniers phénomènes éruptifs, n'y étant arrivé que quelque temps après le commencement de l'éruption. Cependant nous admettrons volontiers que l'éruption actuelle eut une influence salutaire sur certaines maladies, sans partager pour cela l'opinion de ceux qui attribuent ce bon résultat à la présence de l'ozone ou de l'électricité. Si véritablement l'éruption actuelle a produit certains effets heureux, nous les rapporterions plutôt aux émanations sulfureuses et ferrugineuses (chlorure de fer qui est volatil). Tout le monde connaît le parti avantageux que la thérapeutique tire journellement des préparations sulfureuses et ferrugineuses.

Quoi qu'il en soit, les médecins de Santorin comme les autres habitants de l'île s'accordent sur un point, savoir que l'éruption de 1866 a donné lieu à certains accidents morbides brusquement apparus alors, et qu'on n'avait jamais eu l'occasion d'observer en si grand nombre. C'est sur ces faits que nous devons maintenant appeler l'attention.

Longtemps avant notre arrivée à Santorin, les médecins du pays avaient souvent remarqué des maux d'yeux, des angines, des céphalalgies, des bronchites, des troubles digestifs et certaines autres indispositions qu'ils rattachaient sans hésiter à l'influence volcanique. Désirant nous rendre un compte exact de la justesse de ces observations, nous demandâmes à nos confrères de Santorin de vouloir bien nous les communiquer. Malheureusement ils n'avaient pris aucune note sur leurs malades. Il fallut donc nous rapporter à leurs souvenirs et nous contenter souvent de généralités. Il résulte de tout ce qui nous a été verbalement communiqué, en particulier par notre excellent ami, M. Guillaume Delenda, médecin très-instruit et très-expérimenté, que ce sont surtout les maux d'yeux, les angines et les troubles digestifs qui forment l'ensemble pathologique du commencement de l'éruption.

Voulant de plus avoir des renseignements précis et prendre une juste idée de la valeur morbide des émanations volcaniques, nous priâmes les médecins de Santorin de nous faire voir les nouveaux malades qui, d'après eux, viendraient à être influencés par l'éruption. Grâce à leur obligeant concours et à nos recherches personnelles nous avons pu recueillir de nombreuses observations sur plusieurs points de l'île, et nous convaincre que l'éruption actuelle a donné naissance à des maladies de diverse nature.

Nous avons constaté que les influences morbides ne se manifestaient que dans les rhumbs des vents divers qui apportaient les émanations volcaniques. Dans les parties de l'île non atteintes par ces vents, on ne trouvait aucune trace des maladies en question. De plus, selon que les vents s'élevaient ou tombaient, on voyait s'aggraver ou s'améliorer l'état hygiénique des lieux situés sur leur parcours. Il nous parut donc évident que les maladies de manifestation récente n'étaient que le produit de l'éruption, c'est-à-dire des émanations insolites dont l'éruption infectait l'atmosphère.

Ces considérations générales exposées, il faut énumérer les faits particuliers qui en sont la justification.

Observation Ire. — Mlle B..., âgée de 21 ans, d'un tempérament nerveux, ordinairement bien portante, ressentit pour la première fois le 31 mars les symptômes d'une angine légère. Elle avait remarqué dès le commencement de l'éruption, que toutes les fois que les vapeurs volcaniques arrivaient jusqu'à Phira (nom de l'endroit qu'elle habite), elle avalait difficilement. Mais la maladie n'éclata avec tous ses signes caractéristiques que vers la fin du mois de mars, époque à laquelle un vent d'ouest assez fort dirigea sur la ville de Phira une grande quantité de ces vapeurs. Il y avait comme symptômes locaux : une douleur légère, augmentant par la déglutition ; une rougeur et une tuméfaction des amygdales, ainsi que de la paroi postérieure du pharynx ; de l'enrouement et une toux gutturale. Quant aux autres fonctions, elles s'accomplissaient d'une manière normale. Presque pas de fièvre. Mais, chose digne d'une attention particulière, tous les symptômes cessaient ou reparaissaient à mesure que l'intensité volcanique diminuait ou augmentait.

Obs. II. — Mme B..., 51 ans, sujette à de fréquentes migraines, était tourmentée par des troubles digestifs dès le début de l'éruption. Des symptômes d'embarras gastrique, d'une nature peu inquiétante il est vrai, se montraient presque toutes les fois que la force de l'éruption augmentait et que les vapeurs volcaniques pouvaient atteindre la malade. Voici ce que l'on constatait alors : envies de vomir presque continuelles, quelquefois vomissements verdâtres et jaunâtres, langue chargée, saburrale, inappétence complète, constriction de la région épigastrique, céphalalgie intense, urines d'une coloration rouge prononcée, léger état fébrile. Tous ces symptômes s'aggravaient quand l'intensité de l'éruption arrivait à son maximum, et réciproquement. Le pronostic n'a jamais présenté de gravité.

Obs. III. — M. D..., d'une quarantaine d'années, de constitution robuste, d'une santé florissante, eut une conjonctivite simple bien caractérisée et qu'il faut certainement attribuer à l'influence du volcan. M. D..., obligé par ses occupations de se tenir pendant toute une journée exposé aux émanations volcaniques, qu'un vent assez fort apportait jusqu'à lui, ressentit le lendemain même les premières atteintes du mal. La veille il avait déjà éprouvé une démangeaison à la commissure palpébrale de l'œil gauche. L'ayant vu le troisième ou quatrième jour de la maladie, nous constatâmes: une rougeur intense occupant toute la conjonctive oculaire de l'œil gauche, et une bonne partie de la conjonctive palpébrale; des vaisseaux injectés en assez grand nombre et formant une espèce de lâcis, convergeaient vers la cornée. L'œil était le siége d'une douleur assez vive, et ne pouvait supporter la lumière; la sécrétion des larmes était assez abondante; il y avait un peu de céphalalgie. Un purgatif et un collyre au sulfate de zinc diminuèrent ces symptômes inflammatoires, et deux ou trois jours après, le malade, tout en ayant encore l'œil un peu rouge, pouvait le tenir ouvert en plein jour sans éprouver de douleur. La sécrétion muqueuse seule mit un peu plus de temps à disparaître.

Obs. IV. — M. G..., âgé de 45 ans, souvent affecté de dysentérie, principalement pendant les mois de juin et de juillet, mais non sujet à des maladies oculaires, eut au commencement du mois d'avril une conjonctivite assez forte. Il n'hésita pas à en accuser l'influence volcanique, d'autant plus qu'il avait remarqué que son mal s'aggravait toutes les fois que les vapeurs du volcan arrivaient jusqu'à lui. Son œil droit présentait une rougeur uniforme très-étendue et était le siége d'une vive douleur; la lumière même la plus faible l'impressionnait péniblement; tous les matins l'œil malade était fort chassieux, et les paupières collées ne se séparaient qu'avec peine. Des larmes abondantes coulaient presque sans interruption pendant la journée, ce qui faisait craindre au patient une fistule lacrymale, infirmité assez commune dans le pays. La durée de la maladie fut de treize jours; elle disparut sous l'influence d'un collyre au nitrate d'argent et de quelques sangsues appliquées sur les apophyses mastoïdes.

Obs. V. — Un jeune homme de 24 ans environ, de faible constitution, fut atteint d'une bronchite assez grave, après avoir été incommodé pendant quelques jours par les émanations volcaniques. Antérieurement il n'avait jamais rien éprouvé du côté de la poitrine. Sa bronchite se caractérisait ainsi : quintes de toux d'une fréquence extraordinaire et d'une intensité peu commune, surtout lorsque les vapeurs volcaniques parvenaient jusqu'à lui. Il y eut même une légère hémoptysie, qui ne se répéta pas. La toux, sèche au début, était accompagnée, trois ou quatre jours après, d'une expectoration abondante. Le pouls fut fébrile pendant les trois premiers jours; mais dès le quatrième jour la fièvre cessa tout à fait. Des douleurs thoraciques en avant et en arrière se faisaient parfois sentir. La voix était un peu rauque; le malade ressentait en même temps un mal de gorge persistant. Il y eut également des troubles du côté du tube digestif : éructations acides, anorexie complète, etc. A l'auscultation on constatait l'existence de nombreux râles sibilants et muqueux. Un traitement approprié à la maladie fit disparaître tous ces accidents, et le malade se rétablit tout à fait au bout de deux semaines. La maladie de ce jeune homme peut-elle être attribuée à l'éruption volcanique? Évidemment oui, car dès le début de l'éruption et toutes les fois que les émanations l'atteignaient, il éprouvait du malaise et de l'anxiété du côté de la poitrine; les quintes de toux avaient lieu principalement quand les gaz fétides étaient répandus sur Santorin. Il faut noter aussi qu'il eut en même temps un mal de gorge et des troubles digestifs, accidents très-communs en ce moment-là à Santorin, et que tous les médecins s'accordaient à mettre sur le compte des émanations volcaniques.

Obs. VI. — Mme D..., d'une cinquantaine d'années, d'un tempérament nerveux, ordinairement bien portante, éprouva, depuis le commencement de l'éruption, des céphalalgies atroces; ces céphalalgies revenaient avec une régularité désespérante, chaque fois que le vent soufflait du volcan, et diminuaient d'intensité, finissaient même par disparaître, aussitôt que le vent changeait de direction.

Aussi prit-elle le parti d'aller habiter un village, où elle avait des parents, et qui était complétement à l'abri des émanations volcaniques; depuis ce changement de résidence elle n'eut plus aucun mal.

Obs. VII. — Mme F..., âgée de 30 ans, n'ayant jamais eu de maladie, fut prise d'une angine assez intense, après avoir été pendant deux ou trois jours fortement indisposée par les émanations volcaniques. Ce mal était caractérisé par une douleur et un sentiment de sécheresse dans la gorge, par une grande difficulté de la déglutition, par une rougeur vive et une tuméfaction des piliers du voile du palais, des amygdales et de la partie supérieure du pharynx; la voix était altérée, et la malade était tourmentée par une toux sans expectoration; très-peu de fièvre. Cette angine céda assez facilement, mais, chose remarquable, pour se déclarer une seconde fois, toujours sous l'influence de l'éruption, et le mal alors dura plus longtemps.

Obs. VIII. — Mlle S..., habituellement d'une bonne santé, éprouvait des accidents du côté de l'appareil digestif, toutes les fois qu'elle était exposée aux émanations volcaniques, c'est-à-dire lorsque le vent apportait ces émanations jusqu'à sa demeure. Elle était alors tourmentée par de fréquentes nausées, suivies bientôt de vomissements, puis inappétence complète, bouche mauvaise, langue chargée, etc. Tous ces accidents subsistaient tant que le vent d'ouest durait : la maison de Mlle S... était située à l'est et à trois milles environ du volcan. La direction du vent changeait-elle, les accidents disparaissaient pour revenir avec le vent d'ouest.

Nous pourrions multiplier le nombre de ces observations. Qu'il nous suffise de dire que nous possédons encore une grande quantité de faits analogues aussi concluants les uns que les autres. La plupart ont été observés directement par nous. Nous en devons quelques-uns à l'obligeance de notre savant confrère de Santorin, M. G. Delenda.

Après avoir minutieusement et rigoureusement examiné tous ces faits, il est démontré pour nous que l'influence de l'éruption de 1866 sur la santé des habitants de Santorin, ne saurait être mise en doute; qu'elle a considérablement modifié les conditions hygiéniques de l'île, et qu'elle a donné naissance à beaucoup de maladies inconnues auparavant, et devenues depuis presque endémiques.

Les maladies prédominantes à cette époque, celles que nous avons eu le plus souvent l'occasion d'observer sont : *des conjonctivites*, *des angines*, *des bronchites et des troubles digestifs*. Toutes ces maladies, il faut le dire, étaient exemptes d'un pronostic grave. Les localités les plus éprouvées par ces maladies sont : *Epanoméria*, *Acrotiri*, *Phira* et *Pyrgos*. L'influence volcanique ne s'exerçait pas simultanément en tous ces endroits ; c'est le vent, comme nous l'avons déjà fait remarquer, qui était en quelque sorte le propagateur des maladies, en dirigeant sur tel ou tel point les émanations malfaisantes. Ainsi, lorsque le vent du nord soufflait, Acrotiri, placé au sud du volcan, présentait le plus de malades, tandis que par le vent du sud, Epanoméria, située au nord, en était influencée. Phira et Pyrgos étaient incommodées, la première par le vent de l'ouest, la seconde par le vent du nord-ouest.

Les habitants de Thérasia, au nord-ouest du volcan, souffrirent également de l'éruption actuelle. Mais ce qu'il y a de remarquable, c'est que les émanations volcaniques ont porté leur action morbide sur des îles plus ou moins éloignées de Santorin. Ainsi, les habitants d'Ios, île située à trente milles au nord de Santorin, d'Anaphi, située à l'est, à vingt milles environ, et de Sikinos, à trente-cinq milles au nord-ouest, étaient fortement incommodés toutes les fois que la direction du vent les exposait à l'influence volcanique. Ce fait nous a été affirmé par plusieurs personnes notables de ces îles.

Après avoir établi par des faits qui nous paraissent incontestables que l'éruption actuelle de la rade de Santorin a sensiblement modifié l'état hygiénique de l'île et des îles environnantes, cherchons quels sont les produits volcaniques qui ont pu en devenir la cause directe. Et d'abord quels produits volcaniques a fourni l'éruption actuelle de Néa-Kaméni? D'après les savantes recherches de M. Fouqué, ceux dont la présence a été le plus souvent constatée sont : l'acide sulfhydrique, l'acide sulfureux, l'acide carbonique, l'acide chlorhydique, la vapeur d'eau, des gaz combustibles, des sels ammoniacaux, et surtout des cendres volcaniques, qui arrivaient parfois en grande quantité, et qui avaient une réaction acide très-prononcée (1).

Mais tous ces éléments ne se sont pas montrés en proportion égale ; ceux qui se produisirent en plus grande abondance et que les vents répandaient sur les différentes localités de Santorin, sont : l'*acide sulfhydrique*, l'*acide chlorhydrique*, la *vapeur d'eau* et les *cendres acides*. De ces quatre éléments, lesquels exercèrent des effets morbides? Evidemment les cendres acides, et les acides sulfhydrique et chlorydrique ; quant à la vapeur d'eau, elle leur servait de véhicule.

Personne n'ignore que tout corps étranger introduit dans l'œil amène une irritation, et par suite une inflammation de cet organe. Cela doit surtout arriver quand ce corps étranger est irritant par sa propre acidité. Or, quels corps étrangers causeraient une plus grande irritation que les cendres volcaniques acides (2)? Ces cen-

(1) Les cendres recueillies sur des roches sont très-fortement acides. Celles que nous avons ramassées sur des terrasses sont légèrement alcalines; mais très-probablement l'alcalinité de ces dernières tient à une quantité très-minime de bicarbonate de chaux. Il n'y a donc aucune importance à attacher à cette alcalinité. On peut aisément conclure que toutes les cendres fournies par le volcan étaient acides. Les cendres tombées contiennent des chlorures en proportion très-notable et seulement des traces de sulfates. L'abondance du précipité qu'on obtient avec le nitrate d'argent, jointe à l'acidité des cendres, quand on peut les recueillir sans mélange, nous fait penser qu'elles doivent leur réaction acide à de l'acide chlorhydrique.

(2) Nous avons voulu nous en assurer par une expérience. Pour cela, nous avons introduit sous la paupière inférieure de l'œil gau-

dres étant excessivement ténues, leur influence est d'autant plus dangereuse une fois déposées dans l'œil, qu'on n'en soupçonne pas la présence, et qu'on ne la reconnaît pas assez tôt pour les enlever avant qu'elles aient pu nuire. Nous rappellerons seulement les faits qui font le sujet de la IIIe et de la IVe observation. Ces cendres acides peuvent-elles avoir aussi une action sur les autres muqueuses, telles que la muqueuse du pharynx, la muqueuse laryngée et la muqueuse des bronches? Sans aucun doute; mais comme elles n'atteignent pas ces muqueuses aussi directement, nous pensons que leur action sur elles est moins forte. Néanmoins on a reconnu depuis longtemps qu'il existe des angines pharyngées et laryngées et des bronchites, fréquentes surtout dans certaines usines, et qui sont occasionnées par l'inspiration de poussières irritantes.

Quant aux vapeurs sulfhydriques et chlorhydriques, elles agissent plus particulièrement sur la muqueuse respiratoire et la muqueuse pharyngée. Il est généralement admis aujourd'hui que les eaux sulfureuses ont une action spéciale sur les voies respiratoires; qu'il est rare que les personnes qui en font usage n'éprouvent pas une sensation de chaleur âcre vers le larynx et l'isthme du gosier, une toux sèche, un peu de dyspnée mêlée à un sentiment de poids et de resserrement du thorax, enfin une irritation notable de tout l'appareil respiratoire, pouvant aller jusqu'à l'inflammation et même jusqu'à l'hémoptysie. Notons que pendant l'éruption de

che d'un cochon d'Inde quelques parcelles de cendres volcaniques de Santorin. Vingt-quatre heures après, nous avons pu constater une inflammation bien marquée de la conjonctive oculaire et de la conjonctive palpébrale.

Santorin, il s'élevait une quantité considérable de vapeur d'eau, sous forme d'un brouillard qui finissait par envahir les différentes parties de l'île, en exhalant au loin l'odeur de gaz sulfhydrique dont elle était imprégnée. Les bandes de papier trempées dans une solution d'acétate de plomb, ainsi que les objets d'or ou d'argent noircissaient à un haut degré. Les monnaies elles-mêmes, quoique renfermées dans une bourse, n'en subissaient pas moins l'influence et se recouvraient d'une couche noirâtre, produit de la combinaison du gaz avec le métal. Il est vrai de dire, que l'inflammation des voies respiratoires provient le plus souvent de l'impression vive exercée par le froid soit sur la peau, soit sur la muqueuse aérienne. Mais tout le monde sait, et dans ces derniers temps on a particulièrement appelé l'attention sur ce fait, qu'il y a aussi des angines, des laryngites, des bronchites, produites par l'inspiration de gaz irritants, tels que acides sulfureux, sulfhydrique, chlorhydrique, etc., qui agissent directement sur la muqueuse respiratoire : dans ces cas l'inflammation résulte d'une cause que l'on pourrait appeler chimique ou mécanique, et dont il est facile de se rendre compte. Telle nous paraît avoir été la cause des maladies indiquées dans les observations I, V et VII. Peut-être les cendres acides, dont nous avons parlé, contribuent-elles aussi pour une faible part dans l'étiologie de ces maladies.

On peut également se demander si l'hydrogène sulfuré et l'acide chlorhydrique agissent d'une manière quelconque sur la muqueuse oculaire. Nous n'hésitons pas à répondre par l'affirmative, tout en croyant cette action bien légère. Exemple : cette *conjonctivite des vidangeurs* appelée *mitte*, causée par le dégagement de différentsgaz, parmi lesquels l'acide sulfhydrique tient une grande place, et qui, en agissant sur la conjonctive, l'irritent et finissent par l'enflammer.

Quant aux troubles digestifs qui figurent aussi dans l'ensemble pathologique de l'éruption de Santorin, ils s'expliquent surtout par la présence de l'acide sulfhydrique. En effet, l'hydrogène sulfuré ou *air puant*, comme on l'appelait anciennement, outre l'action qu'il a sur le système nerveux, exhale une *odeur d'œufs pourris* qui peut déranger considérablement les fonctions digestives.

Il faut rappeler ici la situation du volcan de Santorin par rapport aux parties habitées de l'île : le foyer éruptif est placé au milieu même du golfe; tout autour se trouvent les principaux villages échelonnés le long des falaises qui bordent l'enceinte; c'est-à-dire que la disposition des lieux est telle, que les habitants sont directement et continuellement sous l'influence des émanations rejetées par le foyer éruptif. L'hygiène ne nous enseigne-t-elle pas que toutes les circonstances capables non-seulement de changer les parties constituantes de l'air atmosphérique, mais encore d'en altérer les propriétés physiques et chimiques par l'addition, dans une certaine étendue de l'atmophère, des éléments étrangers à sa composition normale, concourent puissamment à modifier les conditions hygiéniques des pays, compris dans ce rayon, et par suite à faire éclater des maladies en rapport avec la nature des substances par lesquelles l'atmosphère est viciée?.....

Ainsi, il résulte de tout ce que nous avons exposé, que l'éruption de 1866 a eu une influence manifeste sur l'état hygiénique de Santorin ; que cette éruption a donné lieu à certaines maladies aiguës, exemptes d'un pronostic grave, telles que des *conjonctivites*, des *angines*, des *bronchites* et des *troubles digestifs;* que ce sont surtout les cendres acides qui ont été la cause directe des conjonctivites, tandis que les vapeurs acides (sulfhydriques et chlorhydriques) ont donné naissance aux angines, aux bronchites et aux troubles digestifs : tout en reconnaissant que les cendres acides entrèrent pour une faible part dans la production des maladies de l'appareil respiratoire, comme aussi les vapeurs acides dans les inflammations de l'organe de la vue.

L'interprétation que nous venons de donner aux faits observés à Santorin nous paraît pouvoir être appliquée aux faits de même nature, consignés dans la première partie de notre travail.

Nous avons essayé de décrire l'influence des émanations volcaniques sur la santé des habitants de Santorin. Examinons maintenant si les animaux ont eu aussi à souffrir de ces mêmes émanations. Parmi ces derniers, les poissons en éprouvèrent surtout les funestes effets. Comme cela a lieu généralement dans les éruptions sous-marines, et toutes les fois que la lave arrive jusque dans la mer (comparer les faits cités dans la première partie de cette étude), dès les premiers jours de l'éruption de Santorin les pêcheurs rencontrèrent aux environs de Néa-Kaméni *une grande quantité de poissons morts jetés par les vagues sur les rivages voisins*. Le sol s'étant déchiré profondément près de Voulcano, il s'éleva de la fissure des vapeurs tellement intenses, qu'elles mirent en fuite les oiseaux de mer accourus pour se repaître des poissons morts flottant à la surface des eaux.

Quelques mots, en passant, sur la cause qui, dans ces

circonstances, amène la mort des poissons. Rappelons tout d'abord que les recherches de MM. A. de Humboldt et Provençal ont établi au commencement de ce siècle : 1° que les poissons respirent l'air dissous dans l'eau; 2° que cet air est lui-même plus riche en oxygène que l'air atmosphérique ordinaire; 3° que la respiration de ces animaux produit de l'acide carbonique comme celle des vertébrés aériens (1). D'après les mêmes auteurs, des tanches, qui ne s'asphyxient qu'au bout de *quatre ou cinq heures* dans de l'hydrogène ou de l'azote, *meurent en quelques minutes dans le gaz acide carbonique* (2). Il résulte donc des expériences d'Alexandre de Humboldt et de Provençal, que l'acide carbonique exerce une action délétère sur les poissons. Aussi pensons-nous avec M. Milne-Edwards (3), que la mortalité subite dont sont parfois frappés ces animaux dépend dans beaucoup de cas, d'une asphyxie due à la présence de l'acide carbonique plutôt qu'à la diminution seule de l'oxygène de l'air dissous dans l'eau, ainsi que l'a voulu M. Morren (4), et encore moins à une élévation de la température des eaux de la mer, comme l'ont avancé quelques auteurs. Dans d'autres circonstances cette asphyxie des poissons paraît dépendre d'un dégagement d'acide sulfhydrique, dont les propriétés éminemment toxiques ne sauraient être mises en doute.

(1) A. de Humboldt et Provençal, Recherches sur la respiration des poissons (Mémoires de la Société d'Arcueil, 1809, t. II, p. 359).

(2) Loc. cit., p. 399.

(3) Physiologie, t. II, p. 203 et suiv.

(4) Comptes rendus des séances de l'Académie des sciences de Paris, 1845, t. XX, p. 252.

§ II. — *Effets sur les végétaux.*

Les divers documents relatifs aux anciennes éruptions de Santorin donnent certaines indications, tendant à faire admettre que ces éruptions ont également exercé une action spéciale sur la végétation de l'île. Nous y lisons que la crise de 1650 rendit l'année très-malheureuse, « les semailles ayant beaucoup souffert des ma- « tières brûlantes que les vapeurs avaient déposées dans « les campagnes. » Selon le P. Richard, les cendres qui sortaient du volcan et s'élevaient dans l'air furent portées jusque dans l'Anatolie, où elles couvrirent les raisins et nuisirent à la récolte. Le P. Tarillon rapporte que, lors de l'éruption de Néa-Kaméni, en 1707, « la fu- « mée, chassée par un temps de brouillard sur Santorin, « brûla et détruisit, en moins de trois heures, au com- « mencement du mois d'août, presque tous les raisins, « qu'on était sur le point de récolter, et endommagea « même considérablement les arbres et les vignes. » Ce ne fut pas seulement Santorin qui éprouva ces maux : le vent qui souffla ensuite avec violence, poussa cette fumée avec l'infection qui l'accompagnait, jusqu'aux îles voisines : à Anaphi, et même à Astypalie, à plus de 60 milles du volcan, où elle produisit des effets nuisibles. Le P. Tarillon, ajoute une observation qui vient à l'appui de ce que nous avons dit plus haut sur les propriétés des cendres volcaniques par rapport aux terrains où elles tombent : de la fumée destructive, dit-il, qui sortit du volcan, il résulta pour les habitants un bien qui les dédommagea jusqu'à un certain point des ravages qu'elle leur avait causés : la cendre répandue en abondance sur toute l'île, engraissa les terres, de telle sorte que l'année suivante la récolte fut plus riche que jamais.

On voit par les faits que nous venons de citer, que les éruptions antérieures à celle de 1866 ont eu une influence plus ou moins destructive sur la végétation non-seulement de l'île de Santorin, mais encore des îles voisines.

Il nous sera facile de démontrer que l'éruption actuelle de Néa-Kaméni a également influencé d'une manière considérable certaines parties de la végétation de Santorin.

C'est le 30 janvier 1866, que les premiers phénomènes volcaniques apparurent. Du 20 au 25 février, l'éruption acquit son maximum d'intensité. Il faut noter qu'à cette époque, la projection des cendres et des vapeurs fut portée par un vent très-fort jusque sur les pentes extérieures de l'île, et même jusqu'aux îles voisines. Avant cette date, on n'avait remarqué aucune modification dans la végétation; après le 20 février seulement, on s'aperçut que les émanations du volcan avaient exercé une action spéciale sur certains végétaux, particulièrement sur les *asphodèles* (*asphodelus ramosus*), et sur la famille des liliacées en général. Les asphodèles, connues dans le pays sous le nom d'ἀσκέλες, et qu'on rencontre en grande quantité sur tous les points de l'île, furent du jour au lendemain modifiées dans leur développement: de fraîches et vigoureuses qu'elles étaient, elles commencèrent à jaunir et à se faner. Toutefois ces altérations se bornèrent à la superficie. Dans la nuit du 5 au 6 mars, l'éruption eut une recrudescence; un vent d'ouest assez fort, rendu humide par un épais brouillard, dirigea sur l'île beaucoup de cendres et de vapeurs. Le lendemain matin, on remarqua que diverses plantes cultivées dans les jardins, telles que lis (*lilium album*), jacinthes (*hyacinthus orientalis*), géraniums (*geranium moschatum*), etc., avaient subi des altérations notables. Ces altérations n'ayant pas existé la veille, ne pouvaient être attribuées qu'aux émanations volcaniques qui, pendant la nuit, étaient venues fondre sur l'île. Dans le jardin des sœurs de charité, où ces dégâts ont été surtout constatés, une statue peinte en blanc de céruse devint complétement noire par l'effet des vapeurs sulfureuses. On a remarqué aussi que les clés et d'autres objets en fer prirent des taches de rouille, preuve de l'existence dans l'air d'une quantité considérable de vapeur d'eau. Les asphodèles, restées jusque-là presque intactes, présentaient le lendemain du 5 mars des lésions profondes; elles étaient presque entièrement détruites.

Quelques jours après notre arrivée à Santorin (le 20 mars), ayant voulu nous assurer de la réalité des faits mentionnés ci-dessus et dont on parlait beaucoup dans le pays, parce qu'on craignait que les vignes ne fussent également atteintes, nous nous rendîmes aux jardins de la ville, qui nous avaient été signalés, pour examiner les plantes qui paraissaient malades. De plus, nous parcourûmes l'île en tout sens, afin de voir les points les plus atteints, et chercher quelles étaient les plantes qui avaient le plus souffert. Voici les résultats auxquels nous sommes arrivés :

Tous les points de l'île de Santorin présentaient des altérations semblables à celles dont nous venons de parler. Les plantes délicates, et particulièrement celles de la famille des liliacées avaient été surtout endommagées; les asphodèles, entre autres, semblaient avoir beaucoup souffert. C'était surtout sur les points élevés, tels que les montagnes de *Messavouno* et de *Saint-Elie* (cette dernière a près de cinq cents mètres d'élévation) qu'on rencontrait les plus grands dégâts. On aurait dit qu'une chaleur brûlante et prolongée avait détruit la végétation sur les pentes de ces montagnes. Les asphodèles, qui couvraient presque entièrement ces pentes, étaient en grande partie desséchées et mortes. A grand'peine pûmes-nous en trouver quelques-unes encore fraîches dans les endroits abrités. Sur les versants moins élevés, ravages de même nature, mais beaucoup moins étendus. Y avait-il d'autres végétaux atteints? On rencontrait bien çà et là quelques plantes délicates offensées, mais moins que celles de la famille des liliacées, et en particulier les asphodèles. Nous avons déjà dit que les lis (*lilium album*), les jacinthes (*hyacinthus orientalis*), auxquels il faudrait joindre l'*allium sativum* et l'*allium cepa*, étaient, parmi les liliacées, celles qui, après les asphodèles, avaient le plus souffert.

Nous devons ajouter que, d'après les renseignements recueillis à l'île d'Anaphi, à vingt milles de Santorin, les mêmes altérations ont été observées.

On peut se demander la cause de cette influence particulière sur les liliacées. Nous sommes porté à croire qu'elle tient uniquement à la structure délicate de ces plantes, qui les rend beaucoup plus impressionnables et par conséquent plus susceptibles d'être attaquées par les substances nuisibles.

Nous avons apporté de Santorin un grand nombre de ces plantes altérées. On constate sur les feuilles deux sortes de lésions bien distinctes: Quelques-unes de ces feuilles sont parsemées de taches noires, semblables à celles qui seraient occasionnées par le contact d'un corps chaud ou de l'acide sulfurique. Mais nous pensons que ce sont plutôt des parasites végétaux, développés postérieurement à l'altération de la plante, qui ont produit ces taches. En effet, ces taches noires ressemblent tout à fait à celles qu'on rencontre sur les vignes malades, attaquées par l'oïdium, et elles ne pourraient pas être attribuées au contact d'un corps chaud ni à de l'acide sulfurique, vu la distance qui sépare le volcan des lieux où ces plantes ont été recueillies, et la quantité relativement minime de l'acide sulfurique constaté à Santorin.

En examinant au microscope des tranches de ces feuilles, on voit que le plus souvent l'altération est superficielle, mais que sur quelques points elle envahit toute l'épaisseur. On n'y trouve pas de champignons, mais il est possible que ces parasites aient été détruits pendant le voyage, soit par le frottement, soit par toute autre cause.

Sur d'autres feuilles on rencontre des taches blanches transparentes, entourées d'une auréole jaunâtre; à l'examen microscopique on trouve dans ces points la trame parfaitement conservée; on reconnaît très-bien les cellules, les stomates et les vaisseaux; mais on ne voit pas, comme à l'état normal, de granulations dans l'intérieur des cellules; il ne reste que le squelette de la feuille décoloré, comme si on l'avait trempé dans de l'eau chlorée.

En lavant les plantes altérées avec de l'eau distillée, on obtient un liquide parfaitement neutre. La teinture de tournesol employée pour vérifier ce fait, a été préparée par M. de Luyne; elle est d'une sensibilité telle, qu'elle bleuit énergiquement par l'addition de quelques gouttes d'eau de Seine, à cause de la petite quantité de bicarbonate de chaux que contient cette eau.

L'eau provenant du lavage des plantes altérées précipite abondamment par le nitrate d'argent, et le précipité est soluble par l'ammoniaque. Avec l'azotate de baryte, la même eau de lavage ne donne qu'un trouble très-léger.

Quand on évapore cette eau de lavage, on obtient un résidu fixe ; ce résidu, desséché à une température voisine du rouge sombre et repris par l'eau distillée, fournit une liqueur qui précipite encore par le nitrate d'argent, et qui donne au chalumeau la réaction des sels de soude.

Nous en concluons que les plantes sèches que nous possédons abandonnent du chlorure de sodium aux eaux de lavage. De plus, il est permis de penser que ce sont les fumées du volcan qui ont déposé à la surface des plantes ce chlorure de sodium, lequel était alors très-probablement accompagné d'une certaine quantité d'acide chlorhydrique. Ce qui nous confirme dans cette idée, c'est qu'après évaporation d'une portion de l'eau de lavage, le résidu, calciné et repris par l'eau distillée, précipite *beaucoup moins abondamment* par le nitrate d'argent qu'*auparavant*. Ajoutons qu'en laissant évaporer librement le liquide obtenu par la macération des plantes altérées, et portant le résidu sous le microscope, on reconnaît une grande quantité de cristaux de chlorure de sodium et de *chlorhydrate d'ammoniaque*. Le chlorure de sodium y serait donc arrivé avec l'acide chlorhydrique, qui se serait bientôt transformé en chlorhydrate d'ammoniaque, en se combinant soit avec l'ammoniaque provenant de l'altération même de la plante, soit avec l'ammoniaque de l'atmosphère.

Les expériences suivantes viennent à l'appui de l'opinion que nous exprimons, à savoir, que l'acide chlorhydrique a joué un grand rôle dans les altérations des plantes en question.

5 juin 1866, une heure et demie de l'après-midi.

N° 1. Nous avons mis sous une première cloche, trois pots contenant un *hyacinthus orientalis*, un *gladiolus communis* et un *allium cepa*; plus, des feuilles d'*asphodelus ramosus*. Nous avons fait pénétrer sous la cloche un fort dégagement d'acide sulfhydrique, de telle sorte que les plantes fussent continuellement entourées par ce gaz.

N° 2. Sous une deuxième cloche nous avons placé un *allium ascalonicum* en pot et des feuilles d'*asphodelus ramosus*, avec trois capsules contenant une dissolution d'acide chlorhydrique fumant.

N° 3. Sous une troisième cloche étaient un *narcissus communis* en pot et des feuilles d'*asphodelus ramosus*. Nous avons répandu sous la cloche environ 3 centimètres cubes d'une solution concentrée de sulfhydrate d'ammoniaque.

N° 4. Ayant pris deux feuilles d'*asphodelus ramosus*, sur l'une nous versâmes quelques gouttes de sulfhydrate d'ammoniaque, et sur l'autre quelques gouttes d'une solution très-étendue d'acide chlorhydrique.

N° 5. Nous avons laissé dans le laboratoire une *scilla maritima* en pot, un *allium sativum* en pot et des feuilles d'*asphodelus ramosus*.

Trois heures et demie, c'est-à-dire deux heures après le commencement des expériences: Les plantes n°s 1, 3 et 5 n'ont subi aucune altération. Les plantes n° 2 (soumises à l'action de l'acide chlorhydrique), commencent à jaunir par le bout des feuilles. Quant aux plantes n° 4, les deux feuilles mouillées, l'une avec du sulfhydrate d'ammoniaque, l'autre avec de l'acide chlorhydrique, la première est intacte, la seconde est devenue jaune dans les points touchés par la solution acide.

6 juin, neuf heures du matin. — N° 1. Pas d'altération sensible.

N° 2. Altérations profondes et étendues; les feuilles sont jaunies, on dirait brûlées, surtout vers leur extrémité. La base des feuilles est encore verte et bien conservée.

N° 3. Pas d'altération notable.

N° 4. La feuille touchée par la solution d'acide chlorhydrique est tout à fait altérée, l'autre reste intacte. Expérience terminée.

N° 5. Rien de particulier.

6 juin, six heures du soir. — Les altérations des plantes n° 2 ont augmenté.

Rien d'appréciable pour les autres.

7 juin, huit heures du matin. — N° 1. Rien de notable.

N° 2. Altérations plus étendues.

N° 3. Les feuilles ont commencé à se faner.

N° 5. Rien d'appréciable.

7 juin, quatre heures du soir. — N° 1. Parfaite conservation.

N° 2. Altérations de plus en plus étendues.

N° 3. Les feuilles continuent à se flétrir; elles brunissent d'une façon uniforme et ne jaunissent pas par place comme les précédentes.

N° 5. Les plantes vivent parfaitement, quoiqu'il y ait une quantité très-sensible d'acide sulfhydrique dans l'atmosphère du laboratoire.

8 juin, onze heures du matin. — N° 1. Les plantes commencent à se faner, mais ne jaunissent pas.

N° 2. Les feuilles sont altérées dans toute leur étendue, excepté à leur base.

N° 3. La flétrissure continue.

N° 5. Rien d'appréciable.

9 juin, onze heures du matin. — N° 1. Les plantes se flétrissent de plus en plus sans jaunir.

N° 2. La base des feuilles commence à s'alterer.

N° 3. Les feuilles continuent à se faner, mais ne jaunissent pas.

N° 5. Les feuilles commencent à s'altérer; elles jaunissent par leur extrémité.

10 juin, midi. — N° 1. Les plantes sont complétement fané les feuilles présentent une coloration brun foncé.

N° 2. La base des feuilles s'altère de plus en plus.

N° 3. Les feuilles sont profondément altérées, mais nullement jaunes.

N° 5. Les feuilles continuent à se détériorer.

11 juin, neuf heures du matin. — N° 1. Les plantes sont complétement mortes.

N° 2. Les plantes paraissent tout à fait mortes.

N° 3. Mort.

N° 5. Les altérations ont envahi toutes les parties des plantes.

Les plantes altérées à Santorin ressemblent tout à fait à celles du n° 2, un jour après le commencement des expériences.

Notons que les plantes des n°s 1 et 3 ont mis beaucoup plus de temps à se faner, et qu'elles se sont aussitôt colorées en brun dans toute leur étendue, tandis que celles du n° 2 se sont altérées immédiatement, mais seulement vers l'extrémité des feuilles en s'y colorant en jaune.

L'une des deux feuilles du n° 4, touchée par la solution très-étendue d'acide chlorhydrique, a de même subi une altération immédiate, tandis que l'autre, soumise à l'action du sulfhydrate d'ammoniaque, est restée intacte. De plus, elle offre, à l'examen microscopique, des lésions semblables à celles qu'on rencontre sur les plantes altérées à Santorin.

Nous avons coupé toutes ces plantes à leur base : le n° 1 nous a présenté des feuilles très-humides, blanches à la section, comme si elles avaient subi une longue macération. Les feuilles n° 2, coupées également à la base, nous ont présenté le fait suivant : la rangée extérieure est flétrie, les feuilles intérieures sont encore vertes.

Les feuilles n° 3 ressemblent aux feuilles n° 1, avec une altération moins profonde.

De ces expériences nous croyons devoir conclure :

1° que les plantes soumises à l'action de l'acide chlorhydrique ont été attaquées très-vite, et détruites presque immédiatement à leur partie terminale ; mais l'altération n'a été que superficielle à leur base ; 2° que les plantes soumises à l'action de l'acide sulthydrique ont été altérées beaucoup plus lentement, mais d'une manière plus uniforme et plus profonde. De telle sorte, que l'action de l'acide chlorhydrique semble être une action locale, énergique comme celle des caustiques, tandis que l'acide sulfhydrique paraît agir comme un poison septique en attaquant, pour ainsi dire, la vie de la plante dans son essence même.

Les résultats de nos expériences s'accordent parfaitement avec les observations de MM. Turner et Christison, qui ont vu, comme nous, que le gaz acide chlorhydrique agit sur les végétaux beaucoup plus vivement et plus promptement que le gaz acide sulfhydrique (1). Ces auteurs ont aussi établi que presque toutes les matières vénéneuses pour les animaux le sont aussi pour les végétaux. On peut dire d'une manière générale que tous les acides nuisent plus ou moins à la végétation. De Candolle (2) rapporte des expériences qui prouvent que les vapeurs des acides *sulfureux*, *sulfhydrique*, *chlorhydrique*, etc., même en très-faibles quantités, peuvent tuer les plantes, sans doute en attaquant les organes foliacés ou pulmonaires.

On se rappelle que c'est dans la nuit du 5 au 6 mars que se sont produites les principales altérations des

(1) *On the effects of the poisonous gazes on vegetables*, in Brewst. *Edimb.* (Journ. janv. 1828, p. 140).

(2) *Physiologie végétale* (p. 1345 et 1363.)

plantes à Santorin. Il faut en outre mentionner ce fait important, que la chute de cendres, chargées de sels caustiques et imprégnées d'acide chlorhydrique, coïncida, ce soir-là, avec un brouillard épais qui, bientôt condensé, se répandit en gouttelettes d'eau sur les feuilles des végétaux. Cette circonstance particulière a dû nécessairement favoriser l'action caustique des cendres déposées sur des feuilles ainsi mouillées. La plupart des altérations végétales constatées à la suite des éruptions du Vésuve survinrent en même temps que des pluies, au dire des auteurs cités dans la première partie de ce travail.

De tout ce qui précède, il résulte pour nous que c'est à l'action de l'acide chlorhydrique que doivent être attribuées les altérations végétales observées à Santorin depuis l'éruption actuelle. Et nous sommes d'autant plus porté à admettre cette conclusion que, depuis le commencement du mois de mars, l'intensité volcanique s'étant affaiblie, on ne rencontre plus l'acide chlorhydrique qu'en très-petite quantité, et malgré d'immenses dégagements subséquents d'acide sulfhydrique, les altérations des plantes n'ont plus continué. L'acide chlorhydrique, on le sait, se montre surtout lorsqu'une éruption approche de son maximum d'intensité, et nous avons dit plus haut que c'est précisément vers le 20 février et dans la nuit du 5 au 6 mars, époque à laquelle le volcan était en grande activité, que les altérations végétales ont été remarquées.

Avant de finir nous devons toucher à une question, particulièrement intéressante pour les habitants de Santorin. Les émanations volcaniques ont-elles agi d'une manière quelconque sur leurs vignes, considération capitale pour cette île, fertile seulement en vin? Les vapeurs volcaniques ne pouvaient nullement nuire aux vignes, attendu qu'elles n'avaient pas encore des bourgeons à l'époque où les altérations des plantes s'étaient montrées. Nous croyons, au contraire, que l'éruption actuelle peut exercer une action salutaire sur les vignes de Santorin, par la raison qu'elle arrêterait les ravages de l'*oïdium*, fléau si funeste à l'île depuis une dizaine d'années. On convient généralement que c'est le soufre qui a donné jusqu'à présent les meilleurs résultats comme remède à la maladie de la vigne. Or, il est rationnel d'admettre que les émanations sulfhydriques dont l'atmosphère est continuellement chargée depuis le commencement de l'éruption, peuvent, sinon guérir complétement la maladie de la vigne, du moins améliorer considérablement son état (1).

(1) L'éruption de la rade de Santorin, commencée le 30 janvier 1866, continue encore, mais sans présenter des phénomènes d'une grande intensité. D'après des lettres récentes, l'oïdium tend à disparaître, mais il serait tombé, tout dernièrement, à Santorin, des cendres abondantes qui auraient altéré la vigne. Ces cendres seraient acides et très-chargées de sels caustiques. Une pluie fine, survenue en même temps, aurait fait adhérer cette cendre aux feuilles, et aurait surtout contribué à rendre les dégâts plus sensibles.

CONCLUSIONS.

Si nous résumons les faits contenus dans la longue étude qui précède, et que nous cherchions à en tirer des conclusions, nous croyons pouvoir formuler les propositions suivantes :

1° La plupart des éruptions volcaniques connues ont exercé une influence notable sur les êtres organisés, dans toute l'étendue des lieux soumis à leur action.

2° L'éruption actuelle de la rade de Santorin, en particulier, a eu une influence manifeste sur la santé des habitants de l'île.

3° Elle a donné spécialement lieu à des *conjonctivites*, à des *angines*, à des *bronchites* et à des *troubles digestifs*.

4° Les cendres acides ont été la cause directe des conjonctivites, tandis que c'est surtout aux vapeurs acides (sulfhydriques et chlorhydriques) que doivent être attribués les autres accidents morbides.

5° C'est à la présence de l'acide carbonique et à l'action délétère de l'acide sulfhydrique qu'il faut rapporter la mortalité des poissons, au début de cette éruption sous-marine.

6° Les plantes, surtout celles de la famille des liliacées, ont également souffert de l'éruption actuelle, probablement par l'influence de l'acide chlorhydrique.

TABLE DES MATIÈRES

[library stamp]

FIN DE LA TABLE.

A. PARENT, imprimeur de la Faculté de Médecine, rue M^r-le-Prince, 31.

DE L'INFLUENCE

DES

ÉMANATIONS VOLCANIQUES

SUR LES ÊTRES ORGANISÉS

particulièrement étudiée à Santorin

PENDANT L'ÉRUPTION DE 1866,

PAR

LE Dr L. DA COROGNA

ANCIEN INTERNE EN MÉDECINE ET EN CHIRURGIE DES HÔPITAUX DE PARIS,
MEMBRE DE LA SOCIÉTÉ ANATOMIQUE
ET DE LA SOCIÉTÉ D'ANTHROPOLOGIE DE PARIS.

« Des observations faites avec exactitude conduisent à des conclusions également exactes. »
ZIMMERMANN. *Traité de l'Expérience.*

PARIS
ADRIEN DELAHAYE, LIBRAIRE-EDITEUR
PLACE DE L'ÉCOLE-DE-MÉDECINE

1867

Tc 3
5

A LA LIBRAIRIE ADRIEN DELAHAYE.

BAZIN. **Leçons théoriques et cliniques sur les syphilides** considérées en elles-mêmes et dans leurs rapports avec les éruptions dartreuses, scrofuleuses et parasitaires, professées à l'hôpital Saint-Louis, par le Dr Bazin, publiées par le Dr Dubuc, ancien interne des hôpitaux, revues et approuvées par le professeur. 2e édition considérablement augmentée. Paris, 1866. 1 vol. in-8 accompagné de 4 magnifiques planches sur acier, figures coloriées. 10 fr. fig. sepia. 8 fr.

BAZIN. **Leçons sur les affections génériques de la peau.** 2 vol. in-8. Paris, 1862 et 1865. 11 fr.

CHEVALIER. **L'Étudiant micrographe.** Traité théorique et pratique du microscope et des préparations. Ouvrage orné de planches représentant 300 infusoires et de 200 figures dans le texte, 2e édition, augmentée des applications à l'étude de l'anatomie, de la botanique et de l'histologie, par MM. Alph. de Brébisson, Henri van Heurck, G. Pouchet. 1 vol. in-8 de 563 pages. Paris, 1865. 7 fr. 50.

FORT, professeur particulier d'anatomie, etc. **Anatomie descriptive et dissection.** 1 fort vol. n-12, accompagné de figures dans le texte. Paris, 1866. 11 fr. 50

FOUCHER, professeur agrégé à la Faculté de Médecine de Paris, chirurgien de l'hôpital Saint-Antoine. **Traité du diagnostic des maladies chirurgicales.** Tome Ier, première partie. Paris, 1866. 1 vol. in-8 de 404 pages avec figures intercalées dans le texte. 6 fr.

OURNIE. **Physiologie de la voix et de la parole.** 1 vol. in-8 de 820 pages et figures dans le texte. Paris, 1866. 10 fr.

GOSSELIN, professeur de pathologie chirurgicale à la Faculté de Médecine de Paris, chirurgien de l'hôpital de la Pitié, etc. **Leçons sur les hernies**, professées à la Faculté de Médecine de Paris, recueillies et publiées par le Dr L. Labbé, professeur agrégé, chirurgien du Bureau central, revues par le professeur. 1 vol. in-8 de 500 pages avec figures intercalées dans le texte. Paris, 1864. 7 fr.

GOSSELIN. **Leçons sur les hémorrhoïdes.** 1 vol. in-8. Paris, 1866. 3 fr.

GRIESINGER, professeur de clinique médicale et de pathologie mentale à l'Université de Zurich. **Traité des maladies mentales, pathologie et thérapeutique.** Ouvrage traduit par le Dr Doumic, médecin de la maison centrale de Poissy, etc., et accompagné de notes intercurrentes, par M. le Dr Baillarger, médecin de la Salpêtrière, membre de l'Académie de Médecine. 1 fort vol. in-8. Paris, 1865 9 fr.

GUÉRIN (Alphonse), chirurgien de l'hôpital Saint-Louis, etc. **Leçons cliniques sur les Maladies des organes génitaux externes de la femme**, leçons professées à l'hôpital de Lourcine. 1 vol. in-8 de 520 pages. Paris, 1864. 7 fr.

HARDY, professeur agrégé chargé du cours de clinique des maladies de la peau à la Faculté de Médecine de Paris, médecin de l'hôpital Saint-Louis, etc. **Leçons sur la scrofule et les scrofulides, sur la syphilis et les syphylides.** 1 vol. in-8. Paris, 1864. 4 fr.

JACCOUD, professeur agrégé à la Faculté de Médecine de Paris, médecin du Bureau central, etc. **Etudes de pathogénie et de sémiotique, les paraplégies et l'ataxie du mouvement**, etc. 1 fort vol. in-8. Paris, 1864. 9 fr.

LABORDE, ancien interne lauréat des hôpitaux de Paris. **De la paralysie (dite essentielle) de l'enfance, des déformations qui en sont la suite et des moyens d'y remédier.** 1 vol. in-8 de 276 pages, accompagné de 2 planches dont une coloriée. Paris, 1864. 5 fr.

LABORDE. **Le ramollissement et la congestion du cerveau principalement considérés chez le vieillard.** Etude clinique et pathogénique. 1 vol. in 8 de 440 pages, avec planche coloriée contenant 6 figures. Paris, 1866. 6 fr.

MAREY. **Physiologie médicale de la circulation du sang.** Étude graphique des mouvements du cœur et du pouls artériel; application aux maladies de l'appareil circulatoire. 1 vol. in-8 avec 235 figures. Paris, 1863. 10 fr.

TRIQUET, médecin et chirurgien du dispensaire pour les maladies de l'oreille. **Leçons cliniques sur les maladies de l'oreille**, ou Thérapeutique des maladies aiguës et chroniques de l'appareil auditif. 1 vol. in-8 avec figures dans le texte. Paris, 1866. 6 fr.

Paris.—A. Parent imprimeur de la Faculté de Médecine, rue Monsieur-le-Prince 31